Fonoaudiologia no início da vida

Abordagens clínicas e terapêuticas na primeira infância

Fonoaudiologia no início da vida

Abordagens clínicas e terapêuticas na primeira infância

Organizadoras

Malka Birkman Toledano

Cristina Ornelas Peralta

manole

editora

Produção editorial: Paris Serviços Editoriais e Educacionais
Projeto gráfico: Departamento de Arte da Editora Manole
Diagramação e ilustrações: Luargraf Serviços Gráficos Ltda. ME
Capa: Ricardo Yoshiaki Rodrigues
Imagens de capa: freepik.com

CIP-BRASIL. CATALOGAÇÃO NA PUBLICAÇÃO
SINDICATO NACIONAL DOS EDITORES DE LIVROS, RJ

F74

Fonoaudiologia no início da vida : abordagens clínicas e terapêuticas na primeira infância / organizadoras: Malka Birkman Toledano, Cristina Ornelas Peralta. - 1. ed. - Barueri [SP] : Manole, 2025.

Inclui bibliografia e índice
ISBN 9788520468265

1. Fonoaudiologia. 2. Distúrbios da comunicação em crianças. I. Toledano, Malka Birkman. II. Peralta, Cristina Ornelas.

25-97544.0 CDD: 616.855
CDU: 616.89-008.434-053.2

Gabriela Faray Ferreira Lopes - Bibliotecária - CRB-7/6643

Edição – 2025

Editora Manole Ltda.
Alameda Rio Negro, 967 – CJ 717
Barueri – SP – Brasil
CEP: 06454-000
Tel.: (11) 4196-6000
www.manole.com.br | https://atendimento.manole.com.br/

Impresso no Brasil
Printed in Brazil

Dedicar tempo a alguém, esse sim é um presente bonito.

Malka Birkman Toledano

Agradecimentos

Ao nosso encontro.

Aos nossos filhos, que nos possibilitaram reviver a nossa própria infância. Clara, Lucas, Thiago, Pedro e Rodrigo. Cada um deles, a seu tempo e modo, nos apresentou diferentes formas e possibilidades de crescer.

Aos nossos pais, que nos investiram de vida e nos fizeram acreditar que o futuro pode ser melhor. José B. e Evany e José G. e Maria Iditi.

Ao André e ao Leandro, que enfrentam com a gente todas as nossas empreitadas.

Aos autores colaboradores do livro, pela parceria na realização deste desejo.

Dedicatória

Aos bebês.
Às crianças pequenas.
Às suas famílias.
Aos nossos pacientes.
A toda a rede de cuidados dos pequenos.
A todos aqueles que direta ou indiretamente nos ensinam a cuidar.
Aos que cuidaram e ainda cuidam de nós.

Sobre as organizadoras

Malka Birkman Toledano

Fonoaudióloga pela Pontifícia Universidade Católica de São Paulo (PUC--SP). Mestre em Fonoaudiologia pelo Núcleo: linguagem, corpo e psiquismo da PUC-SP. Especialista em Linguagem pela PUC-SP. Psicanalista por grupos de estudos e supervisão. Experiência clínica com crianças, adolescentes, adultos e famílias.

Cristina Ornelas Peralta

Fonoaudióloga clínica e mestre em Fonoaudiologia pela Pontifícia Universidade Católica de São Paulo (PUC-SP). Especialista em Intervenção Precoce: Clínica Transdisciplinar do Bebê, pelo Instituto Travessias da Infância, Centro de Estudos Lydia Coriat. Cofundadora e diretora do Sincronia Núcleo de Estudos Terapia Auditiva-Verbal em Língua Portuguesa.

Sobre os autores

Alessandra Inácio

Médica pela Faculdade de Ciências Médicas da Santa Casa de São Paulo. Residência em Otorrinolaringologia pela Santa Casa de São Paulo. Especialista em Foniatria. Preceptora do ambulatório de Foniatria da Santa Casa de São Paulo desde 2019.

Cristina Ornelas Peralta

Fonoaudióloga clínica e mestre em Fonoaudiologia pela Pontifícia Universidade Católica de São Paulo (PUC-SP). Especialista em Intervenção Precoce: Clínica Transdisciplinar do Bebê, pelo Instituto Travessias da Infância, Centro de Estudos Lydia Coriat. Cofundadora e diretora do Sincronia Núcleo de Estudos Terapia Auditiva-Verbal em Língua Portuguesa.

Doris Ruthy Lewis

Fonoaudióloga e mestre em Fonoaudiologia pela Pontifícia Universidade Católica de São Paulo (PUC-SP). Doutora em Saúde Pública – Saúde Materno-Infantil – pela Universidade de São Paulo (USP). Professora Titular da PUC-SP nos cursos de graduação e pós-graduação. Responsável pelos exames eletrofisiológicos no Hospital Infantil Sabará.

Elaine Aguiar de Souza

Fonoaudióloga. Mestre e doutoranda em Comunicação Humana e Saúde pela Pontifícia Universidade Católica de São Paulo (PUC-SP).

Fábio Ejzenbaum

Médico pela Faculdade de Ciências Médicas da Santa Casa de São Paulo. Residência no Departamento de Oftalmologia da Santa Casa de São Paulo. *Fellow* do setor de Estrabismo da Santa Casa de São Paulo. Doutor em Oftalmologia pela Universidade Federal de São Paulo (Unifesp). Chefe do setor de Neuroftalmologia e médico assistente do setor de Estrabismo do Departamento de Oftalmologia da Santa Casa de São Paulo. Presidente eleito da Sociedade Brasileira de Oftalmologia Pediátrica (gestão 2019-2021). Membro do Centro Brasileiro de Estrabismo. Presidente do Centro de Estudos Jaques Tupinamba – Centro de Estudos do Departamento de Oftalmologia da Santa Casa de São Paulo (2019-2021). Coordenador do grupo de trabalho em Oftalmologia da Sociedade Brasileira de Pediatria (SBP).

Fernanda Prada Machado

Fonoaudióloga pós-doutora no Programa de Pós-graduação em Comunicação Humana e Saúde da Pontifícia Universidade Católica de São Paulo (PUC-SP).

Gabriela Malzyner

Psicóloga e psicanalista. Mestre em Psicologia Clínica pela Pontifícia Universidade Católica de São Paulo (PUC-SP). Doutoranda em Psicologia Clínica com bolsa CNPq pela mesma instituição. Coordenadora do Núcleo de Infância e Adolescência do Centro de Estudos Psicanalíticos. Autora de artigos e do livro *Atendimento de pacientes com transtornos alimentares: revisitando a técnica psicanalítica*.

Gilberto Bolivar Ferlin Filho

Médico, otorrinolaringologista e foniatra pela Associação Brasileira de Medicina (AMB)/Conselho Federal de Medicina (CFM). Mestre em Comunicação Humana pela Pontifícia Universidade Católica de São Paulo (PUC-SP).

Membro do Departamento de Foniatria da Associação Brasileira de Otorrinolaringologia e Cirurgia Cervicofacial (Aborl-CCF). Professor do *Fellow* em Foniatria da Derdic/PUC-SP.

Gustavo F. Tognini Rodrigues

Título de especialista em Otorrinolaringologia pela Associação Brasileira de Otorrinolaringologia e Cirurgia Cervicofacial (Aborl-CCF). *Fellowship* em Cirurgia Otológica pela Faculdade de Medicina do ABC (FMABC). Especialista em Eletrofisiologia da Audição e em Foniatria pela Pontifícia Universidade Católica de São Paulo (PUC-SP). Mestre e doutorando em Comunicação Humana e Saúde pela PUC-SP.

Lia Batista

Psicóloga clínica. Psicanalista membro da Associação Lacaniana Internacional Sensorio-motricista Bullinger. Especialista em Autismos e Distúrbios do Neurodesenvolvimento pela Universite Paris VII. Mestre em Psicopatologia Infantil pela Universite Paris VIII. Membro do Réseau de Sante Perinatal de Paris.

Lúcia Arantes

Fonoaudióloga pela Pontifícia Universidade Católica de São Paulo (PUC-SP). Mestre e doutora em Linguística Aplicada e Estudos da Linguagem pela PUC-SP. Docente do curso de Fonoaudiologia da Faculdade de Ciências Humanas e da Saúde (Fachs) e do Programa de Pós-Graduação de Linguística Aplicada e Estudos da Linguagem da PUC-SP. Fonoaudióloga do Serviço de Patologia da Linguagem da Derdic/PUC-SP – CER II.

Luiz Augusto de Paula Souza

Fonoaudiólogo doutor em Psicologia Clínica e Professor Titular da Faculdade de Ciências Humanas e da Saúde da Pontifícia Universidade Católica de São Paulo (PUC-SP).

Malka Birkman Toledano

Fonoaudióloga pela Pontifícia Universidade Católica de São Paulo (PUC-SP). Mestre em Fonoaudiologia pelo Núcleo: linguagem, corpo e psiquismo da PUC-SP. Especialista em Linguagem pela PUC-SP. Psicanalista por grupos de estudos e supervisão. Experiência clínica com crianças, adolescentes, adultos e famílias.

Mariana Trenche de Oliveira

Fonoaudióloga e sócia-diretora do Lugar de Vida, professora, coordenadora de grupos de estudos, supervisora clínica e assessora de instituições escolares e clínicas. Especialista em Linguagem pelo Conselho Federal de Fonoaudiologia (CFFA). Mestre e doutora em Linguística Aplicada e Estudos da Linguagem pela Pontifícia Universidade Católica de São Paulo (PUC-SP).

Mariane Perin da Silva Comerlatto

Professora Adjunta do Departamento de Fonoaudiologia da Universidade Federal de Sergipe – Campus Lagarto (UFSE). Doutora em Ciências pelo Programa de Otorrinolaringologia da Faculdade de Medicina da Universidade de São Paulo (FMUSP). Fonoaudióloga Certificada em Terapia Auditiva-Verbal pela AGBell Academy for Listening and Spoken Language (LSLS Cert. AVT®). Coordenadora do Comitê de Reabilitação Auditiva da Sociedade Brasileira de Fonoaudiologia (SBFa 2025-2027).

Mauro Fisberg

Pediatra e nutrólogo. Graduado em Medicina pela Escola Paulista de Medicina da Universidade Federal de São Paulo (EPM-Unifesp). Residência em Pediatria e doutor em Ciências pela EPM-Unifesp. *Fellow* World Hunger Program – United Nations University – Santiago, Chile. Professor Associado Doutor IV (Sênior) e Professor Permanente do curso de pós-graduação em Pediatria na EPM-Unifesp. Coordenador do Centro de Excelência em Nutrição e Dificuldades Alimentares (Cenda), do Instituto Pensi – Sabará Hospital Infantil.

Patricia Gipsztejn Jacobsohn

Psicóloga pela Universidade Presbiteriana Mackenzie. Psicanalista pelo Departamento de Formação em Psicanálise do Instituto Sedes Sapientiae. Mestre em Psicologia Clínica pela Pontifícia Universidade Católica de São Paulo (PUC-SP). Especialista em Psicoterapia Psicodinâmica da Pré-Adolescência e Adolescência pelo Instituto Sedes Sapientiae. Coordenadora da Ceppan (Clínica Cybelle Weinberg de Estudos e Pesquisas em Psicanálise da Anorexia e Bulimia).

Pessia Grywac

Doutora e mestre pelo Instituto de Psicologia da Universidade de São Paulo (IP-USP). Terapeuta ocupacional pela Faculdade de Medicina da USP. Especialista em avaliação, tratamento, orientação e consultoria de neonatos e bebês de risco. Consultora e orientadora em terapia ocupacional. Especialista na escala de Avaliação Brazelton, Movimentos Gerais do Prechtl, Integração Sensorial e outras. Instrutora sênior nos cursos básico e de bebês do Tratamento Neurofuncional/Conceito Bobath. Supervisora do Núcleo de Bebês de Risco em Saúde Mental da Universidade Federal de São Paulo (Unifesp). Pesquisadora nos Estudos Ecográficos dos Movimentos Gerais do Feto do Groupe Hopitalier Diaconesses (Paris). Membro do Rieppi. Autora de capítulos de livros e de artigos.

Raquel Ricci

Graduação em Nutrição e Metabolismo pela Faculdade de Medicina de Ribeirão Preto da Universidade de São Paulo (FMRP-USP). Residência em Saúde da Criança e do Adolescente pela Universidade Federal de São Paulo (Unifesp). Formação em Pesquisa Clínica pela Invitare. Nutricionista do Centro de Excelência em Nutrição e Dificuldades Alimentares (Cenda) do Instituto Pensi e das clínicas pediátricas Nutrociência e André Laranjeira. Atendimento a gestantes, crianças e adolescentes.

Regina Maria Rahmi

Psicanalista. Membro efetivo e docente da Sociedade Brasileira de Psicanálise de São Paulo (SBPSP). Membro da Associação Internacional de Psicanálise (IPA).

Roseane Rebelo S. Meira

Fonoaudióloga pela Pontifícia Universidade Católica de Campinas (Puccamp). Mestre pelo Programa Saúde, Interdisciplinaridade e Reabilitação da Faculdade de Ciências Médicas da Universidade de Campinas (Unicamp). Especialista em Disfagia pelo Conselho Federal de Fonoaudiologia (CFFa). Coordenadora do GT Saúde Materno Infantil do Departamento de Saúde Coletiva da Sociedade Brasileira de Fonoaudiologia (SBFa). Membro da Associação Brasileira de Motricidade Orofacial (Abramo). Estudos em psicanálise e experiência clínica com bebês.

Ruth Ramalho Ruivo Palladino

Fonoaudióloga, especialista em Linguagem Infantil pelo Conselho Federal de Fonoaudiologia. Doutora em Psicologia Clínica pela Pontifícia Universidade Católica de São Paulo (PUC-SP). Docente do Programa de Pós-Graduação em Comunicação Humana e Saúde da PUC-SP e do curso de Fonoaudiologia da Faculdade de Ciências Humanas e da Saúde da PUC-SP.

Saul Cypel

Professor Livre-Docente de Neurologia Infantil pela Faculdade de Medicina da Universidade de São Paulo (FMUSP). Membro titular da Academia de Medicina de São Paulo e da Academia Brasileira de Pediatria. Especialista em Pediatria pela Sociedade Brasileira de Pediatria, em Neurologia Infantil pela Academia Brasileira de Medicina e em Neurologia pela Academia Brasileira de Neurologia. Ex-assistente de Pesquisa do Instituto de Neurologia da London University, Inglaterra. Organizador e coordenador do Projeto Primeira Infância da Fundação Maria Cecília Souto Vidigal de 2007 a 2014.

Vera Blondina Zimmermann

Psicanalista do Departamento de Psicanálise e do Departamento de Psicossomática do Instituto Sedes Sapientiae de São Paulo. Doutora em Psicologia Clínica pela Pontifícia Universidade Católica de São Paulo (PUC-SP). Professora Afiliada do Departamento de Psiquiatria da Universidade Federal de São Paulo (Unifesp). Professora e supervisora dos residentes em Psiquiatria da Infância e Adolescência da Unifesp. Coordenadora do Núcleo Bebês de Risco em Saúde Mental da Unifesp. Membro do Riepi e Cipa.

Sumário

Prefácio

Que feliz iniciativa a de Malka Birkman Toledano e Cristina Ornelas Peralta, representada já no título dado à obra que nos oferecem: *Fonoaudiologia no início da vida: abordagens clínicas e terapêuticas na primeira infância.*

Em primeiro lugar, por apostarem que crianças têm lugar reconhecido e garantido nessa babel de vozes do mundo humano porque são sujeitos, mesmo que, muitas vezes, ainda não falem a língua de seu entorno. E, em segundo lugar, mas não menos importante, por considerarem que os cuidados oferecidos às crianças são, em realidade, cenas simbólicas, fundamentais para sua constituição subjetiva, assim como para a (re)constituição subjetiva de seus cuidadores.

Mais ainda, feliz a decisão de convocar discursos tão diversos sobre crianças pequenas e os cuidados que a elas podem e são endereçados. Diversos, sim, mas que, em última instância, convergem para uma ideia maior, a de que na primeira infância a estrutura subjetiva está indecidida, abrindo caminhos para a reescritura de histórias de desenvolvimento. E convergem, também, para uma outra ideia, não menos importante, a de que olhares diversos prometidos às crianças não excluem uma atenção objetiva, tampouco uma atenção subjetiva aos fatos havidos, diversidade que aposta em um entrelaçamento entre olhares.

Nestes tempos de indigência simbólica, da busca de dados que redundam em infindáveis descrições dos fatos humanos, em sua apresentação concreta, nua e crua, material, acompanhada de um descuido temeroso pelo imaterial, este livro é um convite à sonhação. E os autores, em cada um dos capítulos, mostram, com desvelo, delicadeza e sabedoria, que sonham, que se deixam afetar não só pelo que se dá a ver, mas também pelo imaterial, pelo não editado, pelo imprevisível. Assim é possível falar, com cautela e propriedade, sobre cuidados e sobre crianças na primeira infância.

A beleza desta obra se revela, inclusive, no cenário em que ela se constituiu, lugar em que cada um pode se mostrar sensível à ideia de que o corpo, organismo regido por uma sintaxe anatomofisiológica complexa e sofisticada, e a mente, espaço simbólico regido por duas instâncias, a consciência e o inconsciente, se encontram, se misturam e se transformam nas cenas de cuidado, cenas radicais de interação, cenas de intersubjetividade.

A questão do desenvolvimento surge em muitos escritos, numa diversidade de rotas, mas sempre rumo à ideia de que a criança é sujeito de e no seu processo constitutivo, um processo indecidido durante longo tempo. Fábio Ejzenbaum, Gustavo F. Tognini Rodrigues, Ruth Ramalho Ruivo Palladino, Pessia Grywac, Vera Blondina Zimmermann, cada um de uma forma e sob uma temática específica, colocam em discussão aspectos pilares da constituição da criança.

A alimentação, em sua vez, surge com destaque nos escritos de Gabriela Malzyner, Mauro Fisberg, Raquel Ricci e Roseane Rebelo S. Meira, privilegiadamente em sua dobra simbólica, com participação decisiva no jogo intersubjetivo, uma das cenas fundamentais de cuidados.

Muitos autores tocam na problemática da escuta à criança, numa luta importante para lhe dar lugar de sujeito no jogo subjetivo. Mariane Perin da Silva Comerlatto e Cristina Ornelas Peralta, Fernanda Prada Machado, Malka Birkman Toledano e Patricia Gipsztejn Jacobsohn traçam caminhos interessantes e importantes para elevar a escuta à condição de instrumento de sustentação da relação, do conhecimento e reconhecimento da criança.

No livro não estão ausentes questões clínicas e soluções terapêuticas. Elas compõem tema abordado sempre no interior de um conjunto de argumentos que reconhece a interação subjetiva como cenário possível para a lida com a criança. Alessandra Inácio, Lia Batista, Lúcia Arantes e Mariana Trenche de Oliveira assumem essa preocupação e propõem discussões valorosas. Luiz Augusto de Paula Souza e Elaine Aguiar de Souza compõem uma reflexão interessante sobre o atravessamento das telas (celulares principalmente) nas cenas interacionais e questionam o impacto que podem causar no jogo de alteridade que sustenta a intersubjetividade. E Regina Maria Rahmi traz à cena de cuidados aquilo que é fundamental, o que opera o laço entre mãe e bebê: a voz cantada, o que remodela os escritos tradicionais sobre audição e voz.

O organismo também ganhou protagonismo nesse cenário. Gilberto Bolivar Ferlin Filho discorre sobre a história da linguagem no corpo, Saul Cypel se debruça sobre as questões das funções executivas, seu desenvolvimento e participação no desenvolvimento geral, e Doris Ruthy Lewis vai em busca de sinais auditivos dos bebês, numa atitude positiva de promoção da saúde infantil.

Enfim, o livro nos proporciona uma leitura fluida, um prazer suave e prolongado. É um livro para iniciados e iniciantes. Aos primeiros, oferece a oportunidade de uma releitura das contingências para a construção de seus encontros com crianças, e, aos outros, o privilégio de pretender encontros delicados e atentos, sobretudo na terapêutica, uma cena de cuidado que impõe zelo e técnica, mas, sobretudo, inquietação diante dos ávidos humanos que ali se apresentam.

Boa leitura a todos!

Ruth Ramalho Ruivo Palladino

Apresentação

Este livro nasceu do desejo de reunir diferentes perspectivas de profissionais que atuam diretamente com bebês e crianças pequenas (de 0 a 3 anos) e suas famílias. O objetivo é a construção de um conhecimento ampliado, atualizado e integrado acerca desse momento da vida, sob os pontos de vista subjetivo e objetivo.

Como autoras e organizadoras deste projeto, compartilhamos a convicção de que o início da vida é um período crítico, porque é estruturante e repleto de oportunidades para intervenções capazes de transformar trajetórias.

A ideia central é promover a integração de saberes por meio da contribuição de fonoaudiólogos e médicos de diferentes especialidades, além de profissionais da Psicanálise, da Psicologia, da Terapia Ocupacional e da Nutrição. Elaborado em linguagem clara e acessível, o livro se destina a quem atua nas áreas de saúde e educação e a interessados (público em geral) nessa temática. Apostamos na ideia de produzir conteúdo democrático sobre o conhecimento científico, atualizado e de qualidade.

A complexidade do desenvolvimento infantil exige um olhar múltiplo, especializado, urgente e assertivo, a fim de encontrar soluções e estratégias para as diferentes demandas de cada criança e de sua família.

Nossa expectativa é a de que esta obra sirva como uma ponte entre os diferentes profissionais envolvidos, com um objetivo comum: o fomento à saúde e o bom desenvolvimento em todas as dimensões da primeira infância.

Esperamos que o leitor desfrute deste material, assim como o fizemos ao longo do processo de produção.

Seja bem-vindo!

Cristina Ornelas Peralta e Malka Birkman Toledano

1

As funções executivas nos transtornos do neurodesenvolvimento

Saul Cypel

O neurodesenvolvimento é o processo responsável, no desenvolvimento humano, pelas aquisições continuadas e de complexidades progressivas na promoção da autonomia.

Para tanto, assenta-se em um tripé que funciona de maneira integrada e interdependente (Figura 1):

- Estrutura neurobiológica: sistemas nervoso e sensorial.
- Estímulos: produzidos pelos ambientes nos quais o indivíduo se desenvolve e geralmente proporcionados pelos familiares.
- Afetividade: agrega ou não com o acolhimento os estímulos oferecidos.

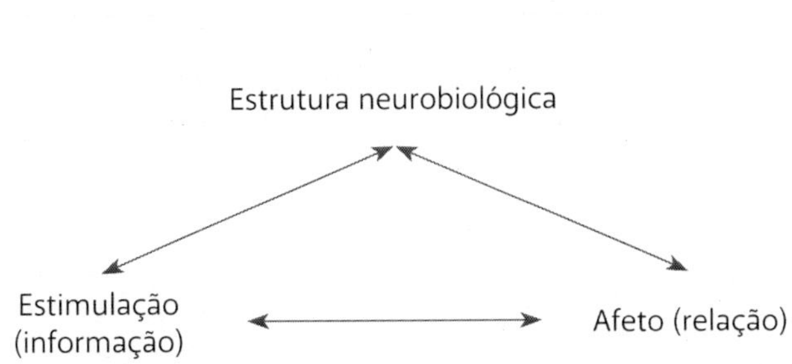

FIGURA 1 Tripé básico do neurodesenvolvimento.

Mesmo durante a gestação, especialmente no terceiro trimestre, podem ocorrer aquisições iniciais sensoriais fetais de atividades nervosas superiores, como linguagem, visão, audição, e que se prolongarão durante a vida. Tomando como exemplo, é sabido que o feto já tem organização auditiva incipiente, em torno da 25ª semana, capaz de perceber ruídos internos do corpo materno, bem como os que vêm do ambiente externo.

Assim, sons externos agradáveis serão sentidos mais prazerosamente, como diálogos amorosos entre os pais, tão habituais nesse período, enquanto os mais ruidosos, determinados por músicas estridentes, poderão gerar inquietude e desconforto.

Conclui-se que o neurodesenvolvimento começa bem cedo nas interações precoces intrauterinas entre o feto e o ambiente. Por isso, será importante alertar os pais no pré-natal sobre a importância desses momentos (Figura 2).

As intercorrências durante o pré-natal, como acidentes, doenças, cirurgias e problemas com familiares, poderão gerar insegurança e ansiedade materna, levando-a ao estresse e a uma cascata de neurotransmissores, havendo aumento excessivo do cortisol, com comprometimento dos neurônios e prejuízos ao neurodesenvolvimento. Com o mesmo significado, intercorrências no parto e condições de nascimento do bebê serão significativas de algum modo.

Com o nascimento, as interações antes referidas estarão acontecendo "ao vivo e a cores" (Figura 3). Teremos uma criança inteiramente dependente, cujos cuidados básicos e alimentação são condições fundamentais para sua sobrevivência. Os cuidados maternos serão fundamentais, principalmente a amamentação, que será solicitada pelo bebê com choro e inquietude, ruborizado, alertando a mãe para sua necessidade.

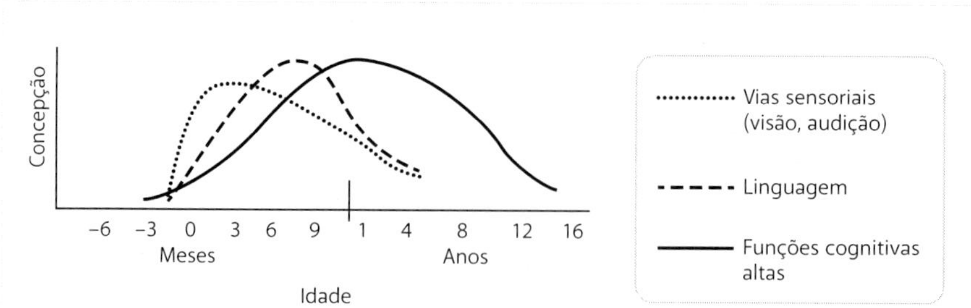

FIGURA 2 Períodos sensíveis do desenvolvimento cerebral.
Fonte: Nelson (2000).

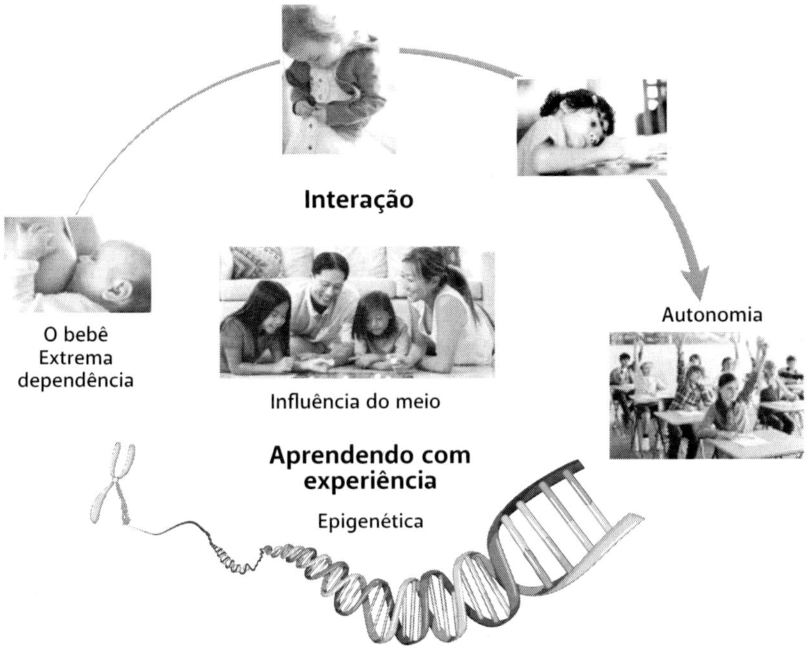

FIGURA 3 Ciclo do neurodesenvolvimento.

A mãe não só o alimentará como o acolherá no aconchego do peito, tranquilizando-o, situação que se repetirá muitas vezes nas semanas seguintes, de tal modo que estará já habituado a ser atendido e somente realizará pequena movimentação e grunhido para alertar que está requerendo alimento e o receberá.

Porém, em torno dos 6 ou 7 meses, o bebê também terá a percepção de que a mãe nem sempre está disponível, que necessita esperar até que ela possa atendê-lo. Ele conviverá então com a frustração de não ser atendido logo no momento solicitado como nos primeiros meses, e de ser obrigado a aguardar, pois é dela que vem o alimento.

Considero especial esse momento, em que não terá de imediato o que está solicitando, uma vez que a mãe que lhe oferece o alimento nem sempre estará pronta a atendê-lo. Esse será um marco em sua vida, pois no futuro poderá não vir a ter o que quer na hora que quiser. Ampliando, esse indivíduo viverá outras situações frustrantes em que ocorrerão perdas nas relações com os colegas; precisará tolerar que o outro tenha melhores qualificações, por exemplo. Serão situações que se repetirão pela vida em conteúdos diferentes. O bebê vive um período de transição, em que tomará consciência de sua existência e da existência do outro.

Pouco a pouco, ainda no primeiro ano, vivenciará novas ocasiões de aprendizados de complexidades diversas, nas quais deverá usar prévias aquisições já assimiladas, e prosseguirá estruturando sua autonomia nas idades que irão se acrescentando.

Podemos comparar essa base do neurodesenvolvimento aos alicerces de um prédio em construção, permitindo que se amplie criando a possibilidade de adquirir habilidades individuais para desempenhar competências cada vez mais diversas, dependentes de conjuntos funcionais integrados de estrutura mais complexa.

Entende-se a autonomia como a capacidade humana de lidar com as vivências individuais, agradáveis ou adversas, utilizando a capacidade de pensar, fazendo opções criteriosas e justas e sendo capaz de lidar com as suas opções e decisões. Tanto as conquistas como as frustrações se farão presentes nesse processo de crescimento neuropsicológico.

Em consequência desse conjunto de vivências, deverão ir se organizando as funções executivas, desde as mais simples, nos primeiros anos de vida, até as mais complexas, quando adultos.

São características desse processo:

- Controle inibitório: que demanda o evitamento de distrações com outros estímulos.
- Memória de trabalho: sequência e manutenção presente do objetivo.
- Flexibilidade mental: correção de desvios para manter o objetivo.

Esse conjunto funcional é uma característica humana que nos acompanha em nosso tempo de vida, pois vivemos em uma sociedade funcionante, ativa, com regras e combinados, sequências planejadas, organizando atividades e habilidades correspondentes (Figura 4).

Vejamos dois exemplos, um talvez mais simples e habitual, que corresponde à escovação de dentes: é preciso ter uma escova, creme dental e água; é necessário umedecer e segurar a escova para nela colocar a pasta, e depois escovar os dentes e enxaguar a boca, lavar a escova e guardá-la.

Uma situação mais complexa se dará quando alguém necessitar ir ao dentista. Deverá ligar para o profissional, ver as possiblidades e na data marcada deverá dirigir-se até o seu endereço, fazendo um trajeto e procurando acertar o caminho; se houver algum impedimento por acidente, buscar

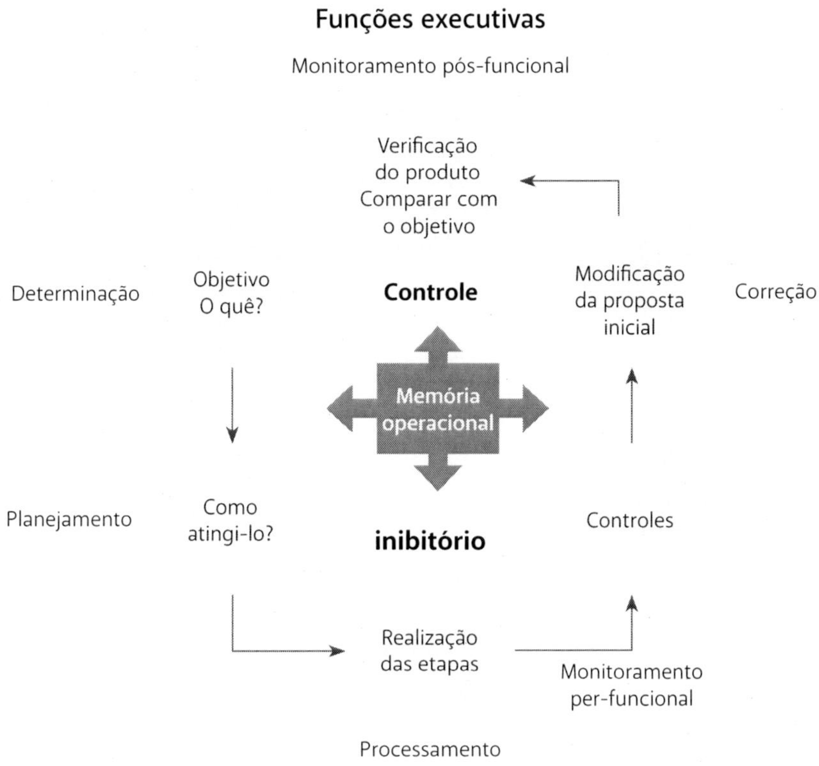

FIGURA 4 Processamento das funções executivas.

alternativa para correção ou para avisar o profissional, esforçando-se para chegar ao local indicado no horário combinado.

Em ambos os casos há um objetivo para o qual, internamente, o indivíduo tentará seguir etapas monitoradas, corrigidas se necessário, até alcançá-lo.

Voltando ao processo de neurodesenvolvimento como descrito, ficam em destaque dois componentes: o genético, herdado dos pais, que permitirá a formação dos nossos órgãos e sistemas funcionais (mental, circulatório, respiratório, nervoso e digestivo), e o do meio ambiente, representado desde a gestação, mas precipuamente participando após o nascimento, e sendo desenvolvido pelos pais. Estes são capazes de modificar e interferir na organização gênica devido à ação das relações interpessoais que se vão estabelecendo com os familiares.

Estarão presentes mecanismos neurobiológicos mobilizados por receptores e neurotransmissores intracelulares gerando uma cascata de processos bioquímicos complexos e provendo a adaptação e novas transformações moleculares nos genes, fatos conhecidos como epigenética.

Entretanto, nem sempre essas interações favorecerão o bom desenvolvimento da criança: elas poderão determinar alterações que prejudicarão o neurodesenvolvimento.

Importante nesse circuito é o eixo hipófise-hipotálamo-suprarrenal (HHSR), que estará **regulando** esse funcionamento, com os componentes do sistema nervoso simpático e parassimpático e seus respectivos neurotransmissores.

Duas causas são importantes para a **desregulação** do HHSR, e podem ocorrer conjuntamente: a **negligência** e o **estresse**. Em decorrência, haverá falta de estímulo e afeto, interferindo na promoção das condições globais de desenvolvimento (biológico, psíquico e social) e trazendo prejuízos à aquisição de sua autonomia.

O conjunto de sinais e sintomas poderá se expressar ao longo da vida, mesmo nos primeiros anos, com atrasos motores, inabilidades para movimentos mais complexos, lentificação na aquisição da linguagem (recepção e expressão) e prejuízo na linguagem não verbal. Podem acrescentar-se dificuldades comportamentais e atencionais e inadequação às regras de convívio, ocorrendo atitudes inadequadas e inconvenientes.

Com o crescimento podem ocorrer dificuldades escolares, com aprendizado lento, não tolerância às frustrações e reações de agressividade variada, levando à socialização complicada e a amizades inadequadas. Há uma nítida dificuldade com situações de maior complexidade pela falta da capacidade para assimilar e responder com ações correspondentes, gerando conflitos e opções desfavoráveis.

Importante notar que pode haver uma busca de condições de resolução simples, às vezes mágicas e de bem-estar, com estratégias de mentiras e burlas nas brincadeiras, sem noção dos prejuízos que podem causar.

O que quero dizer é que os transtornos do neurodesenvolvimento poderão se estabelecer desde momentos precoces do desenvolvimento humano. E, de acordo com a idade da criança, haverá possibilidade de ocorrerem alterações nos domínios antes referidos, consequentes do processo progressivo de desregulação.

As manifestações no primeiro ano serão do tipo neurossensorial, especialmente no primeiro semestre, como reconhecemos nos movimentos gerais dos casos com risco de diagnóstico precoce do espectro autista – observando posturas inadequadas e movimentos bizarros, alheamento. Porém, essas mesmas manifestações poderão ser sinais iniciais de outras patologias ou até mesmo de doenças neurodegenerativas, como as observadas na doença de Tay-Sachs, necessitando sempre de avaliação médica inicial e mais ampla. Enfatizo que será importante não fazer diagnósticos taxativos, observando a evolução da criança e aguardando as informações clínicas e laboratoriais para essas conclusões.

Em sequência, nos dois primeiros anos os transtornos do neurodesenvolvimento (TND) podem expressar-se por lentificação no desenvolvimento da linguagem, tanto na compreensão como na expressão, e mesmo no comportamento com excessiva inquietude e curta fixação da atenção. E, nos anos seguintes, agregando baixa tolerância à frustração, pobre socialização e dificuldades no sono.

A partir dos 5 anos verificam-se possíveis dificuldades na escolarização, com aprendizado lentificado, agressividade, pouca concentração nas tarefas escolares e inadequação comportamental em sala de aula.

Mais adiante podem aparecer comportamentos antissociais e até mesmo situações delinquenciais, transtornos emocionais e de conduta.

Verifica-se a ocorrência dessas possibilidades de transtornos, que podem aparecer isolados ou em conjunto, caracterizando os diagnósticos dos TND descritos no Manual Diagnóstico e Estatístico de Transtornos Mentais (DSM-5).

Nos TND em idade escolar vamos encontrar na história, por exemplo, alterações já observadas nos anos anteriores, antecedendo a idade da consulta atual, sobre dificuldades no aprendizado. Ou seja, observa-se que a sequência de sinais e sintomas precedendo a "queixa motivo da consulta" faz parte do quadro atual, considerando os comportamentos descritos previamente. Fica evidente a existência da desregulação ocorrida antes mesmo da queixa que motivou a busca atual do profissional.

Encontram-se em casos semelhantes pais pouco participantes na educação dos filhos e no dia a dia, deixando de estabelecer combinados e regras com limites e também, com frequência, pouco acolhedores de modo geral. Não se trata de culpá-los como se costuma repetir: "Sempre nós, pais, somos os culpados". Porém, a realidade e as vivências confirmam, sem dúvida, que a convivência e as inter-relações familiares são fundamentais para o bom desenvolvimento da criança. E nesse sentido as orientações são preventivas, necessitando que pai e mãe sejam esclarecidos desde a gestação sobre suas funções de paternagem e maternagem, o que muitas vezes não acontece.

Nesses casos é comum que se identifiquem disfunções executivas a partir dos 5 anos, ficando mais evidentes na adolescência. Costumam ser crianças que se habituaram a serem cuidadas e atendidas em excesso, mimadas ou com escassez, sem incentivo para aprender e desempenhar tarefas para as atividades da vida diária, como organizar seus materiais e brinquedos, fazer suas tarefas escolares, lembrar e agendar seus compromissos. Habituaram-se a que alguém o fizesse ou que acontecessem magicamente, não adquirindo habilidades próprias para realizá-las. Procrastinam e mantêm essas condutas, ficando na expectativa de serem alertadas ou auxiliadas.

Com esses comportamentos, mesmo ensinadas e até repetidamente, essas crianças não assimilam aprendizados rotineiros, e não conseguem condições de autonomia para usá-los e ampliá-los para novas solicitações sociais e escolaridade, porque lhes faltariam aquisições prévias e fundamentais.

Embora essas crianças possam ser inteligentes, estará a se estabelecer uma defasagem devido à necessidade de melhores condições de assimilação, compreensão e elaboração de questões de maior nível, gerando lentificação e até mesmo incapacidade de resolução. Somente a inteligência não é suficiente, necessitando-se de maturidade mais ampla das atividades nervosas superiores.

Considerando os TND, verificamos que as disfunções executivas estão presentes como participantes de sua composição clínica, mais evidentes nos transtornos globais do desenvolvimento, nas dificuldades de aprendizado e de linguagem e no transtorno do déficit de atenção e hiperatividade (TDAH). Sua identificação e compreensão dentro da fisiopatologia dos TND são nucleares para o diagnóstico e a reeducação.

Essas disfunções, das mais simples até as mais complexas, são evolutivas e consequentes dos processos de regulação e desregulação determinados pelas vivências no ambiente em que a criança foi criada. São epigenéticas; não nascemos com as funções executivas programadas. Elas de fato irão se estruturar à medida que as relações interpessoais, precoces e posteriores forem acontecendo e gerando consequências na criança, com características adquiridas.

Como já enfatizado, a participação dos pais é fundamental nessa evolução desenvolvimental, em uma modelagem contínua, evoluindo e promovendo o desenvolvimento dos filhos no correr dos anos.

Compreendido desse modo, para melhor aferição do neurodesenvolvimento, devem obter-se em todos os casos as informações detalhadas da anamnese, incluindo gestação e pré-natal, parto, nascimento, desenvolvimento motor, de linguagem, sono, aprendizagem, comportamento, socialização e relacionamento familiar. Ou seja, tudo aquilo que possa ter relação com o desenvolvimento global, para favorecê-lo ou prejudicá-lo.

Convém lembrar que a consulta de crianças com alterações no neurodesenvolvimento sempre inclui queixas de alterações em mais de um domínio, sendo necessariamente sua abordagem de tipo multidisciplinar.

Além disso, e como conclusão, o planejamento para as intervenções terapêuticas deverá sempre contemplar, entre as indicações, o suporte para os pais, seja com terapia de família, ou terapia de casal, ou somente com orientação familiar. Para as crianças, as indicações terapêuticas serão específicas e ficarão na dependência das necessidades de cada caso, de acordo com a avaliação de suas condições de neurodesenvolvimento.

BIBLIOGRAFIA CONSULTADA

1. American Psychiatry Association (APA). Manual Diagnóstico e Estatístico de Transtornos Mentais. 5.ed. (DSM-5). Porto Alegre, 2014.
2. Cypel S. What happens in the brain as very young children learn. Early Childhood Matters [Netherlands: Van Leer Foundation]. 2013;13-7.
3. Cypel S. Funções executivas: seu processo de estruturação e a participação no processo de aprendizagem. In: Rotta NT, Orweiler L, Riesgo RS. Transtornos de aprendizagem (eds.). 2.ed. Porto Alegre: Artmed; 2016. p.392-418.
4. Diamond A. Executive functions. Annu Rev Psychol. 2013. 64:135-68.
5. Medina J. Why do we need parents, anyway? In: Medina J. Brain rules for baby. Seattle: Pear Press; 2010. p.11-2.
6. Nelson C. Developing brain. In: National Research Council, Institute of Medicine (IOM). From neurons to neighborhoods. Washington, DC, 2000. p.182-217.
7. Phua DY, Kee MZL, Meaney MJ. Positive maternal mental health: parenting and child development. Biology Psychiatry. 2020;87(4):328-37.

2

Desenvolvimento típico e atípico dos neonatos e dos bebês

Pessia Grywac

INTRODUÇÃO

Heinz Prechtl,[1] cientista austríaco, um dos pioneiros no conhecimento do comportamento fetal, pré-termo e do neonato a termo, tendo a neurologia do desenvolvimento com a adaptação ontogenética como um de seus princípios básicos, dizia que "a pesquisa pode não ser capaz de criar felicidade e satisfação completas para o homem, mas uma melhor compreensão dos mecanismos subjacentes do desenvolvimento é necessária, se quisermos promover condições ambientais ideais e prevenir a influência devastadora de condições perigosas". O autor[2] afirma que "o repertório funcional da estrutura neural em desenvolvimento deve atender aos requisitos do organismo e de seu ambiente". Continuando suas pesquisas nesse período, postulou que "a vulnerabilidade relacionada à idade causa lesões específicas e requer procedimentos diagnósticos adequados à idade e às intervenções".

Os movimentos do feto são necessários para prover o desenvolvimento do sistema esquelético, muscular e neural. Se a atividade muscular subjacente ao movimento for silenciada por um evento limitante, a população de neurônios motores espinais, a distribuição de receptores de neurotransmissores nas fibras musculares e o padrão de contato sináptico neuromuscular podem se desenvolver de maneira anormal.[3]

Os movimentos gerais (*general movements* – GM) são movimentos espontâneos que se desenvolvem no feto humano a partir da nona semana de idade pós-menstrual até 4 a 5 meses, quando entram os movimentos voluntários. Eles envolvem o corpo todo em uma sequência de movimentos variados, complexos, não previsíveis, de braços, pernas, tronco e cabeça, com gradual início e término, variação de força, velocidade, intensidade e rotação ao longo do eixo do tronco, favorecendo uma variação na direção do movimento.[4]

No período pós-natal, alguns padrões motores gerados de maneira endógena (pelo chamado centro gerador de padrões – CGP) ficam gradualmente sob controle sensorial, como a reação de busca como resultado de uma estimulação perioral, ou a sucção com efetivo movimento de sugar em situação de alimentação, entre outros.

A frequência da mudança do posicionamento do feto no útero pode atingir até 25 vezes por hora durante a primeira metade da gestação.[5] Rotações do tronco, movimentos gerais e alternância de movimentos das pernas, levando a cambalhotas, quando há um contato adequado dos pés com a parede uterina, produzem mudanças na posição intrauterina do feto.[6] Esses padrões motores são adaptações ontogenéticas e têm uma função efetiva durante a vida pré-natal. A alternância dos movimentos das pernas se transforma em marcha automática após o nascimento.[2]

Os movimentos gerais do feto e do pré-termo ocorrem desde 9 semanas de idade gestacional até 40 semanas, duram de alguns segundos até minutos, apresentam variabilidade na sequência, na intensidade, força e velocidade dos movimentos e têm início e término graduais, caracterizados por movimentos elegantes e fluentes. Trata-se de movimentos globais que envolvem todo o corpo (*writhing general movements*) e ocorrem desde 40 semanas até 2 meses pós-termo. Apresentam amplitude e velocidade dos movimentos que variam entre pequena e moderada, podendo ter forma elíptica (como se fossem movimentos de qualidade contorcidos).

Os *fidgety general movements* (movimentos gerais fidgety – MGF) surgem entre o segundo mês e o quarto/quinto mês de idade pós-termo, caracterizados como movimentos circulares de pequena amplitude, velocidade moderada, aceleração variável do pescoço, tronco e membros em todas as direções. Os MGF podem ter um valor preditivo; assim; caso o bebê apresente um pobre repertório entre 0 e 2 meses de idade, é fundamental tentar intervir para que os MGF apareçam na idade adequada (entre 2 e 5 meses de idade).

Os GM, além de serem ferramentas diagnósticas, auxiliam no relacionamento entre pais (cuidadores) e o bebê.

A qualidade dos GM é modificada quando o sistema nervoso central é lesionado, manifestando, por exemplo:

- *Poor repertoire general movements* (MG com repertório pobre) – movimento monótono, sem complexidade e sem fluência.

- *Cramped syncronized general movements* (MG com câimbra sincronizada) – movimentos amplos e bruscos com velocidade acelerada dos membros.
- *Chaotic general movements* (movimentos gerais caóticos) – sem fluência ou suavidade, muito desorganizados, que após algum tempo se transformam em MG com câimbra sincronizada.

Os MGF podem também se desenvolver de forma anormal, podendo ser ausentes, como descrito em crianças que tiveram diagnóstico de espectro de autismo em estudos retroativos.[7-9] Os MGF podem também ser anormais, com amplitude e velocidade exageradas, e são acompanhados de movimentos bruscos. Podem ocorrer em pré-termos, com sucção incoordenada, trissomia 21,[10,11] mães expostas a drogas ou portadoras de HIV.[12]

Soloveichick et al.[13] elaboraram e aplicaram o protocolo *Movement Imitation Therapy for Preterm Babies* (Terapia por Imitação de Movimentos para Neonatos Pré-Termo) em quatro neonatos pré-termo nascidos entre 33 e 35 semanas que apresentavam GM caóticos, além de hemorragia intracraniana grau III. Foi orientado que os pais e cuidadores manipulassem os membros dos bebês suavemente, imitando os MGF normais, 5 vezes ao dia. Após 14 semanas, os bebês apresentaram MGF normais e desenvolvimento neuroevolutivo normal, tendo sido acompanhados até a idade pré-escolar.

Com base nesse estudo, Annik Beaulieu adaptou o programa, denominando-o *Jouons Ensemble - Eveil Sensorimoteur des Mouvements Generaux* (Vamos Brincar Juntos – O Despertar Sensório-motor dos Movimentos Gerais), disponível no YouTube (https://youtu.be/WW8j2C-oRjk?si=1JpBLqweZXTCGP9_).

O intuito é introduzir manipulações que imitam os MGF no bebê efetuados pelos pais e/ou para posicionar o bebê de forma a reagrupá-lo e mantê-

Aponte o seu celular para o *QR Code* abaixo para acessar o vídeo citado no texto:

-lo confortavelmente instalado, direcionando o olhar para a mãe ao mesmo tempo que movimenta seus punhos com pequenas rotações internas e externas. Em seguida se movimentam os cotovelos dele com flexão e extensão, e os ombros com rotações para dentro e para fora.

Os pés, os joelhos e o quadril são movimentados da mesma forma que os membros superiores, imitando os MGF. Durante esses exercícios, a mãe faz o neonato tocar seu próprio corpo e sua face. Simultaneamente, a mãe canta, na língua materna, uma melodia infantil conhecida, colocando em palavras o que está fazendo com seu bebê. Esses exercícios serão repetidos 3 vezes ao dia durante 10 minutos, sempre com as mesmas palavras, ritmo e melodia, permitindo que o bebê, eventualmente, antecipe o que será feito. O envolvimento dos pais nessas ocasiões acontece de maneira muito mais natural e prazerosa.

Ao fazer o *General Movement Assessment* – GMA (Avaliação dos Movimentos Gerais), vemos que não se trata de mera ferramenta diagnóstica, mas também de um modo de agir na relação pais-bebê, devendo ser realizado junto ao bebê como manejo para o bom desenvolvimento.

A GMA, ou avaliação do Prechtl, tem alta confiabilidade entre observadores (94,4%), tem sensitividade de 98% e especificidade de 91%.[14] Pelo fato de a GMA ser não invasiva e de rápida aplicação, pode ser utilizada para indicação de intervenção a tempo, se necessário, tanto especificamente (devido a sinais de movimentos globais duvidosos) quanto interdisciplinarmente (no ambiente, orientando famílias, entre outros) e intervindo epigeneticamente.

ESTUDO DE CASO

Entende-se que a saúde mental se estabelece nos primeiros anos de vida e depende das relações corporais, afetivas e simbólicas que se organizam entre o bebê e a figura materna (e/ou cuidador), sua família, relações ambientais e institucionais.

Com base em conhecimentos advindos da genética, da epigenética e dos processos de constituição simbólica, entende-se que o corpo e o psiquismo são indissociáveis, levando em conta o conceito de plasticidade cerebral e intervenções transdisciplinares como indispensáveis, diante da complexidade de informações advindas das diferentes áreas do conhecimento. Pensando nisso, é preciso que a estruturação do desenvolvimento possa se instaurar antes da organização de uma futura deficiência ou transtorno.

Sabe-se que o encontro entre a função materna e o bebê é multifatorial, e que a complexidade de respostas neurossensório-motoras do bebê pode facilitar ou impedir que esses encontros constituintes ocorram.

A gravidez da mãe de D foi acompanhada pela nossa equipe interdisciplinar, que já tratava de seu irmão de 2 anos e 6 meses, diagnosticado com importantes sinais de transtorno do espectro autista (TEA) , uma vez que se sabe, pela literatura, que D poderia ter 20 a 25% de chance de também ter risco de TEA.

Nascido de parto cesáreo, com 37 semanas e 5 dias gestacionais, ficou 3 dias no hospital junto com a mãe, que teve dificuldade para amamentar, pois a mama "empedrou" (*sic*). Recebemos D com 3 meses.

Durante a avaliação inicial, realizada pela equipe transdisciplinar do Núcleo de Bebês de Risco em Saúde Mental da Unifesp, foi constatado um retorno de olhar para conosco, com sorriso social a partir do uso de manhês. Havia "apetência" para o meu rosto, mas apenas ao ser convocado com expressividade e em determinadas posições do colo da mãe.

A mãe continuava muito angustiada e empobrecida emocionalmente com o bebê: queixava-se de que ele virava o pescoço para trás quando ela realizava os cuidados corporais e o convocava para olhar. Foi, então, solicitado que a mãe filmasse seu bebê durante 3 minutos consecutivos para avaliar os movimentos gerais (Quadro 1).

QUADRO 1 Requisitos para filmar movimentos gerais desde o nascimento até 20 semanas pós-termo

Informações necessárias:
- Tempo de gravidez.
- Data de nascimento.
- Data do vídeo.

Ambiente:
- Silencioso, sem fontes de luz diretas.
- Sem brinquedos nas proximidades.
- Temperatura agradável.

Instalação do bebê:
- Deitado de costas sem que o adulto interaja com ele.
- Vestido com macacão com pernas e braços descobertos (tipo body) ou de fralda.
- Sobre uma superfície firme e clara.
- Sem chupeta ou outro objeto na boca.
- Em estado de alerta calmo, sem chorar, sem sinais de desconforto, sem soluços.

Filmar:
- Três minutos consecutivos.
- A pessoa que filma deve estar a 1 metro de distância dos pés do bebê.
- Todo o corpo do bebê deve estar visível.

Fonte: traduzido e adaptado de Einspieler et al. (2004) por Annik Beaulieu, Muriel Chauvet e Pessia Grywac.

Foi verificado que D apresentava um tônus elevado e um padrão de hiperextensão, principalmente na região do pescoço, na cintura escapular e nos membros inferiores, além de MG com repertório pobre, sem variabilidade nem fluência de movimentos, mãos fechadas e membros inferiores em extensão.

D retornava o olhar para quem lhe dirigisse o manhês e sorria, mas não convocava o outro, o que seria o terceiro tempo do circuito pulsional. A mãe não conseguia fazer o manhês, e quando se dirigia a ele produzia uma voz estridente, balançando a cabeça para a frente e para trás, tentando convocá-lo de maneira exagerada. Ele se recusava a olhar para a mãe, levando a cabeça e o corpo para trás, e/ou a virava para os lados, e dessa forma só conseguia fixar o olhar na mãe por frações de segundos.

As hipóteses diagnósticas iniciais foram: hipertonia generalizada com extensão da cabeça e do corpo, aumento de tônus, por suposta lesão do sistema nervoso central ou por tensão do bebê diante de uma função materna angustiada e com pobreza de convocação ou, ainda, ambas as hipóteses.

A partir de então, o plano terapêutico visava: facilitar o encontro da dupla mãe-bebê, investindo narcisicamente em ambos, e favorecer o espelhamento para a função materna, além de trabalhar com as dificuldades sensório-motoras por meio das técnicas neuroevolutivas/conceito Bobath, integração sensorial, e outras. Isso foi feito com intervenções semanais presenciais, com no máximo três especialistas* presentes na sala, e quando possível se revezavam conforme necessário. Durante a pandemia de covid-19 os atendimentos eram feitos via internet, disponibilizando um suporte de celular para a mãe. Durante os atendimentos remotos, observou-se a instalação significativa da demanda materna.

Estratégias: favorecendo encontros

Durante a pandemia, foi pedido para a mãe colocar o bebê em supino (de barriga para cima) na cama do casal, e a mãe ficava ajoelhada no chão, de frente para D. Ela foi orientada a colocá-lo com o quadril sobre seu peito (para facilitar a flexão da cabeça e do quadril), ajudando-o a se enrolar e se organizar, diminuindo a extensão global e tentando manter

---

* Os profissionais especialistas nas intervenções são residentes de psiquiatria e especialistas nas áreas de psicologia, psicanálise, fisioterapia, terapia ocupacional, ortóptica, fonoaudiologia, e outros que são voluntários e pertencem ao grupo acima mencionado do Centro de Atenção Integrada à Saúde Mental (Caism), coordenado por Vera Zimmermann.

um tônus mais normalizado. Ela colocava os dedos nos ombros de D, facilitando que ele trouxesse os braços mais perto de seu corpo, em direção à linha média.

Dessa forma, ela ficava a 30 ou 40 cm do rosto do filho e deveria conversar com ele. Foi uma manobra difícil para ela executar, pois D entrava em grande extensão global.

Foram feitas várias tentativas diferentes para facilitar os encontros e manter o bebê com tônus mais regulado, até que finalmente foi solicitado que a mãe se sentasse no chão, com as costas encostadas na parede e os joelhos dobrados. D foi posicionado com as costas apoiadas nas coxas da mãe, com o mesmo controle dos ombros (descrito acima). Nessa posição, a mãe deveria fazer movimentos exagerados com a boca, abrindo-a e fechando-a em seguida devagar.[15] D deveria imitar os movimentos da boca da mãe. Nessa posição ele mantinha o tônus mais regulado, conseguindo manter o olhar por um pouco mais de tempo no rosto da mãe. Todos esses treinos demandavam muito da mãe e do bebê, mas ela não desistia.

Outra tentativa foi posicionar D em supino (de costas) na cama, a pedido da terapeuta. A mãe foi orientada a elevar o quadril dele de encontro a seu peito (para diminuir a extensão e facilitar a flexão da cabeça), de tal forma que os membros inferiores estavam no peito da mãe. Dessa vez segurando os braços de D na altura dos cotovelos, estendendo os membros superiores para baixo, ao longo do corpo, possibilitando que ele trouxesse mais facilmente os braços para mais perto de seu corpo e facilitando o controle da normalização do tônus global.

Nessa cena, parece que D fecha o terceiro tempo do circuito pulsional, colocando seu pezinho na boca da mãe – "Que gostoso, mamãe, você beijando meu pezinho!", disse a terapeuta, narrando a cena como se fosse a voz de D falando para a mãe, pois ela ainda se apoiava no espelho da terapeuta para realizar melhor o manhês. Ainda é frágil essa iniciativa, mas aproveitamos para reforçar esse encontro constitutivo do desejo se instalando. Ambos, o bebê e a mãe, sorrindo um para o outro.

Entrada na creche (4 meses e 15 dias)

A entrada de D na creche se deu nessa ocasião, para que não perdesse a vaga, mas deixou a mãe ansiosa, receando prejudicá-lo, embora tivéssemos garantido que os acompanharíamos no processo de adaptação.

Conversamos por telefone com a diretora da creche municipal, em diferentes momentos, e ela foi ótima, atendendo às nossas orientações.

Dando seguimento ao plano terapêutico, notamos que o tônus um pouco elevado foi persistente, apesar de ter sido mais fácil para a mãe executar a repetição dos movimentos orientados a fim de facilitar os encontros entre eles. Seu repertório de movimento foi se tornando muito mais variável, complexo e fluente. D apresentava o terceiro tempo do circuito pulsional, e a mãe revelava semblante alegre; o manhês se tornou muito mais agradável. Os MG *fidgety* começaram a entrar com maior frequência, e o desenvolvimento global de D evoluiu com maior fluidez.

D, aos 8 meses de idade, colocava-se sentado sozinho e se mantinha nessa posição por alguns segundos. Passava os brinquedos de uma mão para a outra, rolava de supino para prono e vice-versa sem usar padrão extensor, explorava os brinquedos com as mãos olhando para eles. Pivoteava em prono e começava a se colocar na postura de gato. Seu desenvolvimento sensório-motor estava evoluindo cada vez mais em direção ao padrão dos bebês típicos na idade adequada. O relacionamento interpessoal se tornou fácil e prazeroso com a família e com os outros, e na creche sua evolução foi surpreendente. A mãe pediu para ser atendida semanalmente por teleconsulta, pois ainda se sentia angustiada, e continua até os dias de hoje. Atualmente D tem 3 anos e vem para consultas a cada 3 meses para controle global com a equipe transdisciplinar. A mãe está sendo atendida semanalmente a seu pedido.

Devido à plasticidade cerebral, os padrões extensores se modificaram, possibilitando que a competição dos padrões típicos e atípicos fosse transformada em padrões mais típicos.[16] O relacionamento entre D e a mãe evoluiu bastante. A fala, que estava um pouco defasada, está muito mais típica.

Acreditar no bebê, tanto da parte dos pais (e/ou cuidadores) quanto dos terapeutas, é fundamental para que haja um desenvolvimento sadio, respeitando os limites de cada bebê dentro da orientação cultural de cada família.

A intervenção a tempo no neonato, junto a uma equipe transdisciplinar e à família, pode levar à diminuição de possíveis sequelas ou, até mesmo, ao desenvolvimento neuropsicossensório-motor típico. Ou seja, essa abordagem deve ser mais preventiva do que reabilitativa, potencializando o bebê a fim de que utilize todas as suas habilidades.

REFERÊNCIAS BIBLIOGRÁFICAS

1. Prechtl HF. Editorial de inauguração do volume de Developmental Psychology. 1968.
2. Prechtl HF, Cioni G, Einspieler C, et al. Role of vision on early motor development: lessons from the blind. Dev Med Child Neurol. 2001;43:198-201.

3. Einspieler C, Marschik PB, Bos AF, et al. Early markers for cerebral palsy: insights from the assessment of general movements. Future Neurol. 2012;7:709-17.
4. Prechtl HF, Einspieler C, Cioni G, et al. An early marker for neurological deficits after perinatal brain lesions. Lancet. 1997;349:1361-3.
5. De Vries JIP, Visser GHA, Prechtl HFR. Fetal motility in the first half of pregnancy. In: Prechtl HFR (ed.). Continuity of neural function from prenatal to postnatal Life. Clin Dev Med [Oxford: Blackwell]. 1984; p.46-64.
6. Einspieler C, Prechtl HFR, Bos AF, et al. Prechtl's method on the qualitative assessment of general movements in preterm, term and young infants. London: Mac Keith Press; 2004.
7. Phagava H, Muratori F, Einspieler C, et al. General movements in infants with autism spectrum disorders. Georgian Med News. 2008;156:100-5.
8. Einspieler C, Sigafoos J, Bartl-Pokorny KD, et al. Highlighting the first 5 months of life: general movements in infants later diagnosed with autism spectrum disorder or Rett syndrome. Res Autism Spectr Disord. 2014;8:286-91.
9. Zappella M, Einspieler C, Bartl-Pokorny KD, et al. What do home videos tell us about early motor and socio-communicative behaviors in children with autistic features during the second year of life: an exploratory study. Early Hum Dev. 2015;91:569-75.
10. Mazzone L, Mugno D, Mazzone D. The general movements in children with Down syndrome. Early Hum Dev. 2004;79:119-30.
11. Yuge M, Marschik PB, Nakajima Y, et al. Movements and postures of infants aged 3 to 5 months: to what extent is their optimality related to perinatal events and to the neurological outcome? Early Hum Dev. 2011;87:231-7.
12. Palchik AB, Einspieler C, Evstafeyeva IV, et al. Intra-uterine exposure to maternal opiate abuse and HIV: the impact on the developing nervous system. Early Hum Dev. 2013;89:229-35.
13. Soloveichick M, Marschick PB, Gover A, et al. Movement Imitation Therapy for Preterm Babies (MIT-PB): a novel approach to improve the neurodevelopmental outcome of Infants at high risk for cerebral palsy. J Dev Phys Disabil. 2020;32:587-98.
14. Herrero D, Morais RD, Meyerhof PG. Avaliação dos movimentos gerais. In: Tudella E, Formig C. Fisioterapia neuropediátrica: abordagem biopsicossocial. Barueri: Manole; 2021. p.69-75.
15. Brazelton TB. Neonatal Behavioural Assessment Scale: clinics. In: Developmental MeD, n. 50, 2nd ed. n:Spastic International MeD Publ; 1984; 3rd ed. London: Mac Kieth Press; 1995.
16. Bobath B. The very early treatment of cerebral palsy. Developmental Medicine and Child Neurology.1967:9: 373.

3

Abordagem suposição do pequeno sujeito nos distúrbios do neurodesenvolvimento

Lia Batista

INTRODUÇÃO

Em seu artigo publicado em 1943, o psiquiatra americano Leo Kanner descreveu em pormenores suas observações clínicas de 11 crianças. Essa descrição inicial da compreensão do autismo constituiu a base do quadro clínico daquilo que hoje chamamos transtorno do espectro autista (TEA), que é uma das patologias associadas aos distúrbios do neurodesenvolvimento (DND). [18]

As principais caraterísticas do TEA são as ocorrências precoces de uma perturbação da interação com comportamentos sociais restritivos e movimentos corporais estereotipados, resultando em uma disfunção nas interações e na comunicação verbal e não verbal, de acordo com o DSM-5.[1] Vários estudos[2-8] mostram que o risco de autismo pode ser identificado mesmo antes da idade de 1 ano.

A partir da clínica com crianças TEA, não verbais, quais direções do tratamento deveriam vir em primeiro lugar? De que maneira essas perturbações da interação conduzem a uma redução das interações dos pais com seus filhos? Como poderíamos melhorar ou promover essas interações a partir da clínica? O que estamos fazendo para ajudar os pais de crianças autistas? Será que podemos pensar em uma abordagem que não se baseie apenas no comportamento, mas tenha como objetivo uma intervenção que sustente o reinvestimento narcísico dos pais em sua criança, em uma tentativa de recomeçar o laço que não pôde se fazer? Tentemos refletir sobre isso com base em nossa prática clínica com famílias de crianças pequenas.

Bion,[9] ao falar do trabalho materno, dizia: "Ele tem a capacidade de se identificar com as angústias da criança, vividas de forma sensorial/física, conservando ao mesmo tempo a capacidade de pensar sobre o seu filho, de permanecer curiosa em relação a ele e de desejar conhecê-lo". É sobre isso que proponho pensar, em uma forma de trabalhar com uma abordagem que poderia ajudar os pais a repensar a própria capacidade de supor um sujeito em seu filho.

É muito frequente que os pais de crianças com TEA sintam que falharam como pais logo que aparecem os primeiros sinais de autismo, seja nos primeiros meses de vida ou depois dos 18 meses. Principalmente pelo fato de que no TEA está presente a dificuldade na relação pais-bebê/criança, uma vez que há uma falha na resposta da criança ao investimento narcísico dos pais, o que, por defesa, levará esses adultos a reduzir gradualmente suas tentativas de interação.[10]

Em minhas consultas no Centre Médico-Psychologique, em Saint-Ouen, França, vejo pais com crianças muito pequenas, a maioria das quais com sintomas claros de autismo. Esses pais ficam muitas vezes perplexos, contando-me das inúmeras tentativas infrutíferas de contato com seus filhos. As várias tentativas de interação dos pais com seus filhos pequenos muitas vezes têm como consequência o fato de já não conseguirem imaginar que as expressões de seus filhos tenham algum significado, ou seja, já não são capazes de fazer uma suposição de sujeito e de atribuir significados aos que os filhos apresentam. Como diz Maya Gratier,[11] "o bebê em vias do autismo não consegue, tão bem como o bebê típico, pressentir as trajetórias afetivas de seus próximos, geradoras de intimidade e afeição durável".

Assim, os comportamentos comunicativos desses bebês não motivam os adultos da mesma maneira que os bebês típicos, e não conseguem dar o apoio necessário aos processos psíquicos de regulação que chamamos de "sincrônicos". Encontraremos essas preocupações ao interrogar os pais, retrospectivamente, no momento das primeiras sessões de anamnese do atendimento psicoterapêutico.[12] Dependendo do momento em que chegam, alguns dos pais já não acreditam mais em sua capacidade de se comunicar com seus filhos. Todas as suas tentativas de contato, físico ou verbal, falharam, e eles sentem então como se seus filhos estivessem "fora de alcance". De fato, a grande maioria das crianças autistas não consegue enviar sinais de reconhecimento a seus pais.

Nesses "desencontros" se estabelece um tipo de vínculo completamente diferente, baseado, na grande maioria dos casos, na satisfação de necessidades vitais. As trocas lúdicas tornam-se raras. Essa forma de relação e resposta da criança induz nos pais uma série de sentimentos negativos: tristeza, ansiedade, frustração e até mesmo desespero. Esse é um tema crucial, que deve ser abordado em psicoterapia, uma vez que os pais estão normalmente envolvidos ativamente na intervenção precoce, e sua angústia pode reduzir a eficácia potencial do tratamento.[12] Para os pais, a essa altura, as vocalizações de seus filhos não passam de meros ruídos incompreensíveis. Com o passar do tempo e a permanência da ausência de resposta da criança, a capacidade simbólica e o narcisismo vão sendo minados, ou seja, na relação pais-filhos, a falta de resposta da criança aos pedidos paternos – como a ausência de resposta ao chamamento do nome, por exemplo –, combinada com a ausência de contacto visual, aumenta a ansiedade dos pais.[13]

Essa ansiedade levará os pais a desenvolverem o que se designa por "*regulations up*",[14] que consiste em intrusões e forçamentos (auditivos e corporais), que só conduzem a um resultado: a criança fica cada vez mais retraída e os pais também se retraem.

É sabido que, no decorrer de muitos tratamentos, a questão da aliança terapêutica, essa aliança inicial associada ao clima afetivo que reina entre o paciente e o terapeuta,[15] revelou-se um fator-chave para o sucesso do tratamento, sendo um ponto central para o acompanhamento das pequenas crianças e seus pais. Assim, a aliança entre o terapeuta, os pais e a criança é fundamental para o processo.

O objetivo deste capítulo é apresentar um modelo de pré-requisito para as abordagens terapêuticas, que pode ser utilizado como preâmbulo de outras abordagens, sejam elas convencionais, cognitivas ou psicodinâmicas. A finalidade é tentar apoiar o reinício, de forma positiva, das primeiras trocas entre pais e filhos, por meio da captação do olhar.

Descreverei neste texto no que consiste essa abordagem que ilustra aos pais como minha maneira de me conectar com seus filhos pode ser reproduzida por eles fora das sessões terapêuticas. A descrição da abordagem será seguida do caso clínico que deu origem a essa sistematização. Meu objetivo é ajudar as famílias a relançar uma dinâmica positiva de comunicação.

Essa proposta também pode ser utilizada pelos profissionais responsáveis por uma criança com TEA, abordagem suposição do sujeito pequeno (SPS), e é implementada conforme descrito a seguir.

PRIMEIRA FASE: ORIENTAÇÃO PARENTAL

Nas primeiras sessões, explico aos pais que seus filhos, mesmo que não lhes pareça possível, pensam e sentem as mesmas coisas que eles. A única diferença é que não conseguem se exprimir por meio de uma linguagem clara, compreensível e construída.

SEGUNDA FASE: RECONHECIMENTO DAS PARTICULARIDADES DA CRIANÇA

Em primeiro lugar, ao dar o exemplo, interajo com a criança, respeitando seus limites. Exploro a sensibilidade de seus canais sensoriais, auditivos e visuais, por exemplo, fazendo ruídos nas superfícies da sala e por vezes colocando-me em frente da criança. Em seguida, observo o que a criança está fazendo e começo a descrever suas ações.

O propósito dessa abordagem na primeira pessoa é mostrar à criança que estou presente não só fisicamente, mas também psiquicamente. Utilizo meu aparelho fonador para dar voz a seus pensamentos. À medida que a criança se mexe, ou não se mexe, eu ponho palavras, descrevendo suas ações. Depois, levo em conta sua reação e continuo a fazer comentários, utilizando sempre a primeira pessoa do singular.

Nesta fase, recolho as impressões dos pais.

Esta segunda fase sempre fez parte da minha forma de trabalhar com crianças autistas, e foi só quando o pai dessa paciente, Teresa, me perguntou "como consegue que a minha filha olhe para a senhora?" foi que pude refletir e sistematizar minha abordagem.

TERCEIRA FASE: EXPLICAÇÃO DAS CAPACIDADES DA CRIANÇA

Explico aos pais que o(a) filho(a) tem suas próprias ideias sobre o mundo que o(a) rodeia e que o problema é que ele(a) não consegue pôr seus pensamentos em palavras. O alvo do exercício é muito importante. Explico então que podemos utilizar certos exercícios para dar voz aos pensamentos dessas crianças.

Os pais têm muitas vezes o desejo de compreender seus filhos. Essa abordagem, que pode parecer generalista, baseia-se no conhecimento e na capacidade de cada um dos pais de se deixar guiar pelo filho.

QUARTA FASE: TRABALHO NO FEEDBACK COM OS PAIS SOBRE OS SENTIMENTOS INICIAIS

O *feedback* inicial é por vezes negativo. A razão é que, tendo passado tanto tempo sem receber uma resposta adequada, antes de vir à consulta, os pais já não se sentem capazes de "ler a mente dos filhos" (projeção).

Alguns pais podem até dizer que têm "medo de descrever gestos que não reflitam o que as crianças estejam pensando". Nessa altura, é preciso assegurar a eles que isso não é assim tão relevante, que o mais importante é comentá-los e descrevê-los.

As sessões seguintes se passam repetindo esse exercício, até que os pais lhe digam algo de positivo sobre o fato de se sentirem olhados pelos seus filhos.

QUINTA FASE: O REENCONTRO COMEÇA, É O INÍCIO DE UMA ESPIRAL POSITIVA DE ENCONTROS

Os pais ficam sempre encantados por captar os primeiros olhares. De fato, o contato visual é um dos primeiros gestos em que reparam. Esses primeiros encontros terão uma forte influência em suas percepções das capacidades de seus filhos.

Em seguida analisaremos um caso clínico.

O CASO DE TERESA

Primeira consulta (aos 19 meses de idade)

O pai (de origem da Europa do leste) acompanha sozinho a filha à primeira consulta. A mãe, que dera à luz a outra menina havia um mês, não saía ainda de casa.

O pai descreve em pormenores o comportamento de Teresa. Sua pesquisa inicial na internet o levou a pensar em autismo. Ele começa a chorar se culpa pelo comportamento "bizarro" da filha. "Quando deixei de trabalhar, há 3 meses, só nessa altura é que percebi que algo não estava bem com a minha filha. A culpa é minha, não é, minha senhora? É porque eu estava trabalhando demais e não passei tempo suficiente com ela?".

O meu olhar detém-se durante longos momentos em Teresa, uma menina radiante que se movimenta com grande facilidade. Ela caminha por sobre a grande caixa de brinquedos, sem mostrar interesse, anda em círculos e para em frente a uma casa de bonecas. É possível ouvir os seus pequenos ruídos vocais, mas não há escansão, nem melodia, nem entonação. A brincadeira dura apenas alguns segundos, ela se levanta, caminha por sobre os outros brinquedos. O pai olha para ela e tenta chamá-la, repetindo seu nome várias vezes e colocando brinquedos diante de seus olhos. O olhar de Teresa não se dirige a ele. O pai pergunta: "Por que é que essa menina não fala?" Mas ele mesmo responde: "A minha mulher diz que tudo isso passa com a idade", será?

Depois de tentar chamá-la e tocá-la, começo a lhe falar daquilo a que chamo "suposição do pequeno sujeito" (SPS). Passados alguns minutos, Teresa me lança um olhar e se dirige à minha mesa. Continuo minha conversa e ela se aproxima para me servir um "suco de laranja", que mexe com uma colher. Seu olhar cruza o meu, paro. Nesse momento o olhar do pai fica marejado. Tranquilizo-o, explicando-lhe que esse retorno do olhar foi bastante reconfortante, pois há várias razões para essa troca de olhares. A primeira razão é que, como terapeuta, estou em posição diferente da deles. Não estava sujeita a rejeições repetidas durante tanto tempo. Essa posição permite-me não esperar nada de Teresa e, sobretudo, suas recusas de comunicação não comprometem meu lugar de terapeuta. O pai parece mais calmo e sai com um pouco menos de ansiedade.

Segunda sessão (pai, mãe e irmã mais nova presentes)

A meu pedido, os pais me trazem os vídeos mais antigos de sua filha. Com o celular, mostram-me Teresa com 4 meses, enquanto o pai lhe faz uma massagem. No vídeo, já se pode ver a recusa da menina em olhar para ele.

Sento-me no chão com Teresa e peço aos pais que façam o mesmo. Inicio um contato por meio de uma interação direta, falo com ela, toco-a; a recusa é forte, chega a me empurrar fisicamente. Fico em silêncio e observo. Teresa se aproxima dos brinquedos de cozinha e volta para me oferecer algo para comer e beber.

O pai (no chão) intervém e repete o padrão de comunicação, pedindo à filha que olhe para ele e o beije. Teresa mostra sua dificuldade em estabelecer contato físico com os outros e foge. Seu olhar cruza o meu três ou quatro vezes; no resto da sessão, senti que não existia aos olhos dessa criança.

O pai, sentado longe da filha, aproxima-se e me pergunta: "Como a senhora consegue que ela te olhe? Pode me ensinar?".

A pergunta desse pai me questionou. De que maneira trabalho? Como podemos ajudar os pais a criar uma aliança terapêutica, e também a restaurar a confiança na capacidade dos filhos de interagir com eles?

Setembro

O pai acompanha a filha em quase todas as sessões (uma média de 2 por semana). Quando a mãe chega, tem sempre o bebê nos braços e está ocupada amamentando. Sentada no chão, retomo minha comunicação SPS com Teresa. Nossos olhares se encontram outra vez. Peço à mãe que grave nossas interações, que as veja em casa e que me diga o que achou delas na semana seguinte.

Em cada sessão, falamos sobre as dificuldades de Teresa, o elevado nível de sensibilidade da filha, tanto auditivo como tátil. Falo sobre quão difícil é para ela lidar com sua incapacidade de gerenciar a procura direta.

O que para os pais parecem solicitações completamente banais, para a criança são sentidas como intrusões em seu espaço vital. Explico aos pais que Teresa não consegue modular todos os estímulos que a rodeiam e que, para se proteger de tudo isso, se retrai cada vez mais. Ao se esconder em uma concha e fechar, uma a uma, as escotilhas que a ligam ao mundo exterior, ela está simplesmente tentando dar conta do nosso mundo.

A certa altura, inspirada pelo olhar do pai, sugeri a ele um pequeno jogo. Pedi que seguisse a filha, sem tentar chamá-la, que se colocasse atrás de Teresa e que se pusesse no lugar da filha. Em sua própria voz, ele teria de comentar tudo o que Teresa fazia. Era como se estivesse emprestando a ela sua capacidade de pôr em palavras os pensamentos da filha. Para isso, explico-lhe que teremos de nos abster de uma relação dual e, pelo menos durante algum tempo, não existir como pessoa, pois, nesse caso específico, só os pensamentos de Teresa existem.

Em sua própria língua, o pai começa o jogo. Imediatamente, apesar de não compreender sua língua materna, quando ouço o nome da criança, peço-lhe que pare o jogo. O pai me diz que é muito difícil não chamá-la pelo primeiro nome.

Compreendo então como é difícil para os pais colocarem-se em um modo diferente de comunicação/relação. O pai parece não compreender sua própria dificuldade; para ele, deitar-se no chão exige um esforço insuperável.

Retomamos o "exercício". O pai para e me pergunta: "E se o que estou dizendo não for o que ela está pensando?". Respondo que isso não tem importância, e o que importa agora é deixar que Teresa nos guie. Nosso trabalho nessa fase é descrever suas ações naquele momento, emprestando-lhe nossa voz. Teresa ouve e compreende tudo; "sua dificuldade é traduzir seus pensamentos para a nossa língua", complemento.

Durante as sessões que se seguiram, a gradação do jogo mudou. Pedi ao pai que, de vez em quando, começasse a acrescentar perguntas a seus comentários. Como se a filha estivesse lhe fazendo perguntas sobre o que fazia. Se ele, o pai, concorda com certas coisas, se prefere outras formas de fazer as coisas, até mesmo chegando ao ponto de falar no lugar do pai. Em seguida, ele colocaria um tom mais emocional nas palavras da filha.

O pai parece ter gostado do jogo, então pedi que filmasse suas interações com a filha para que as pudesse rever com a esposa. A qualidade das interações entre pai e filha aumentou.

Na sessão seguinte, a mãe vem com Teresa e, após uma longa conversa sobre o jogo que eu tinha sugerido entre pai e filha, a mãe diz que começava a acreditar que talvez a filha compreendesse o que estava lhe dizendo.

Outubro

O pai veio à sessão seguinte e disse que se sentia muito mais olhado pela filha e que Teresa tinha começado a apontar em vez de o pegar pela mão. A criança aproxima-se de mim e começa um jogo de esconde-esconde.

Durante as sessões com a mãe, a irmã mais nova está sempre presente e sempre ao peito. Sugiro que o bebê fique comigo, deitado no tapete, para que a mãe possa brincar com Teresa no chão. O início das sessões é difícil, porque a mãe só conseguiu jogar no final. A mãe me diz que a filha olha mais para ela e que começou a lhe dar beijos.

Teresa tenta repetidamente ir aos braços da mãe, mas só fica lá durante alguns segundos, o tempo suficiente para a mãe lhe dar um beijo.

Quando falo com Teresa na SPS, vejo que os olhos da mãe brilham. O rosto da mãe está sempre muito cansado, e ela diz que as noites são muito complicadas porque são quatro pessoas morando em um quarto. Diz que Teresa acorda às 4 da manhã para brincar. A mãe se sente bastante isolada. Não pode sair com as crianças para o parque porque Teresa corre por todo lado.

Novembro

O pai vem a uma sessão no início do mês para me dizer que vai estar menos presente porque tem de começar seu projeto de trabalho. Tem de fazê-lo sozinho, e isso vai lhe ocupar muito tempo dos seus dias.

Graças à melatonina, Teresa começa a dormir a noite toda e, segundo os pais, está mais calma durante o dia.

A mãe descreve momentos de interação com a filha. Teresa olha cada vez mais para ela durante as sessões, mas a mãe admite que não compreende o significado do "jogo". "Sei como fazer, mas acho que ela não sabe o que estou dizendo".

Teresa começa um novo jogo. Vai buscar meus óculos na mesa, coloca-os no rosto e tenta olhar para as coisas, enquanto faz caretas para manter os óculos no lugar. Pouco a pouco, introduziu variações nesse jogo. Ela tenta colocar os óculos no meu rosto, como se quisesse ver algo bem pequeno. Esse movimento faz a mãe rir e iniciar a SPS.

Dezembro

O pai chega à sessão muito cansado, dizendo que queria desistir porque não conseguia acabar o seu projeto ou aliviar a mulher de suas tarefas. Durante a sessão, a menina põe a cabeça na boca do pai, que se senta no chão. Quando o pai faz SPS, os dois partilham um longo momento de intimidade. A certa altura, a criança começa a balbuciar enquanto brinca. Em SPS, uso uma palavra francesa que soa mais ou menos como o som que ela tinha feito. Teresa me olha e sorri.

Alguns meses depois, notamos que Teresa fez grandes progressos e começou a cantar canções infantis.

Resumindo, a posição no espaço dos adultos que se exprimem verbalmente, situados ao lado ou atrás, dá à criança a oportunidade de utilizar o funcionamento visual periférico (para não se desestabilizar). Segundo Bullinger,[16] "Para otimizar o efeito dos fluxos sensoriais, a atenção deve centrar-se nas funções periféricas do campo visual; dessa maneira ela diminui as flutuações de orientação por meio do reajustamento tônico corporal, que são as respostas habituais aos estímulos periféricos; a quantidade de movimentos oculares é assim reduzida".

O segundo ponto da SPS, destaca que falar pelo filho significa apostar no pensamento e na capacidade de compreensão da outra pessoa.[17] Porque a criança ainda não é capaz de responder, o ideal me parece ser um monólogo em que os pedidos diretos de atenção dos pais são temporariamente suspensos.

Nossa hipótese é a de que a utilização dessa abordagem induza as crianças com TEA a procurar o rosto do interlocutor, levando-as a trocar olhares. Para tentar compreender essa atitude, encontramos apoio no trabalho de André Bullinger quando ele explica que a visão periférica das crianças autistas é mais utilizada porque seu equilíbrio postural não está assegurado.

Essa simples mudança pode induzir uma alteração no investimento dos pais. Ao se sentirem olhados pelo filho, querem olhar para ele também. A espiral de desencontros pode tomar uma direção diferente.

Estudos posteriores poderão reavaliar esse fenômeno e a viabilidade dessa abordagem com base em um estudo que envolva maior número de indivíduos.

REFERÊNCIAS BIBLIOGRÁFICAS

1. American Psychiatric Association (APA). Diagnostic and Statistical Manual of Mental Disorders (DSM-IV-TR). 2000.
2. Reznick JS, Baranek GT, Reavis S, et al. A parent-report instrument for identifying one-year-olds at risk for an eventual diagnosis of autism: the first year inventory. J Autism Dev Disord. 2007;7:1691-710.
3. Baranek GT. Autism during infancy: a retrospective video analysis of sensory-motor and social behaviors at 9-12 months of age. J Autism Dev Disord. 1999;29:213-24.
4. Gillberg C, Ehlers S, Schaumann H, et al. Autism under age 3 years: a clinical study of 28 cases referred for autistic symptoms in infancy. Journal of Child Psychol Psychiatry. 1990;31(6):921-34.
5. Hoshino Y, Kaneko M, Yashima Y, et al. Clinical features of autistic children with setback course in their infancy. Jpn J Psychiatry Neurol. 1987;41:237-46.
6. Short AB, Schopler E. Factors relating to age of onset in autism. J Autism Dev Disord. 1988;18:207-16.
7. Siegel B, Pliner C, Eschler J, Elliott G. How children with autism are diagnosed: difficulties in identification of children with multiple developmental delays. J Dev Behav Pediatr. 1988;9:199-204.
8. Vostanis P, Smith B, Corbett J, et al. Parental concerns of early development in children with autism and related disorders. Autism. 1998;2:229-42.
9. Bion WR. Learning from experience. London: Tavistock Publications; 1962.
10. Massie H. The prodormal phase of autism and outcome of early treatement. In: Signs of autism in infants: recognition and early intervention. Routledge; 2007.
11. Gratier M, Trevarthen C. Rythme, émotion et pré-sentiment dans les interactions de deux bébés en voie d'autisme. In: Dugat M. Les émotions (autour) du bébé. Paris: Éres; 2006.
12. Constanzo V, Chericonni N, Amendola FA, et al. Early detection of autism spectrum disorders: from retrospective home video studies to prospective "high risk" sibling studies. Neurosci Biobehav Rev. 2015;55:627-35.
13. Crowell JA, Keluskar J, Gorekya A. Parenting behavior and the development of children with autism spectrum disorder. Comprehensive Psychiatry. 2018.
14. Gulsrud AC, Jahromi LB, Kasari C. The co-regulation of emotions between mothers and their children with autism. Journal of Autism and Developmental Disorders. 2010;40(2):227-37.
15. Albaum C, Tablon P, Roudbarani F, Weiss JA. Predictors and outcomes associated with therapeutic alliance in cognitive behaviour therapy for children with autism. Autism. 2020;24(1):211-20.
16. Bullinger A. Le développement psychomoteur de l'enfant et ses avatars. Paris: Ères; 2007.
17. Hermon N. On becoming a child: rêverie in the psychotherapy of children. Int J Psychoanal. 2016;97(6):1591-608.
18. Kanner L. Autistic disturbances of affective contact. Nervous Child. 1943;2:217-53.

4

Observação do desenvolvimento infantil

Ruth Ramalho Ruivo Palladino

INTRODUÇÃO

A inclusão das crianças na agenda política brasileira de saúde aconteceu formalmente a partir da promulgação da Constituição de 1988, estando nos artigos 196 e 198 a "garantia de realizar os cuidados necessários por meio de políticas sociais e econômicas, visando ao acesso universal e igualitário às ações e aos serviços componentes de um Sistema Único de Saúde (SUS), organizado sob as diretrizes de descentralização, integralidade e participação comunitária". Pouco tempo depois, em 1990, foi firmado o compromisso com os princípios de proteção integral e prioridade absoluta por meio da Lei n. 8.069, de 13 de julho de 1990, que dispõe sobre o Estatuto da Criança e do Adolescente (ECA).

Apesar de inúmeras iniciativas em prol dos cuidados para com as crianças a partir desse momento, observa-se, nas propostas públicas de saúde, uma atenção privilegiada relativamente ao crescimento infantil ao lado de certa desatenção para com o que se denomina desenvolvimento, que implica as diversas instâncias constitutivas da criança. As instâncias orgânica, psíquica e social são moduladas, desde o início, no interior da relação mãe-bebê, encenada nos cuidados diários de alimentação, sono, higiene e brincadeiras, lugares em que alertas de dificuldades são desenhados, mas ganham pouco valor nas preocupações daqueles que acompanham o desenvolvimento infantil.

A SAÚDE E O DESENVOLVIMENTO DAS CRIANÇAS

Desde a promulgação do ECA, providências passaram a ser tomadas com relação à saúde e ao desenvolvimento da criança, sendo assinados diversos tratados e documentos nacionais e internacionais. Todavia, na prática, as discussões sobre os cuidados se intensificaram, de fato, a partir dos anos 2000, com propostas que tomaram em consideração os condicionantes e determinantes sociais para garantir o direito à vida e à saúde, visando à efetivação de medidas que permitam o nascimento e o pleno desenvolvimento na infância.

Uma das decisões tomadas com relação às crianças foi o estabelecimento de ações de acompanhamento, vigilância e prevenção a serem implantadas nos projetos públicos de saúde, começando a se tracejar o conceito de risco, um alerta antecipado para alterações no desenvolvimento.

As políticas e projetos oferecidos à fase inicial da infância foram sendo incrementados, e no esteio dessas providências foi iniciada uma discussão sobre aquilo que se denominou "primeiríssima infância", o período que abrange desde a gestação até os 3 primeiros anos de vida, em uma atitude radical de promoção à saúde. São iniciadas ações de esclarecimento e formação com relação ao desenvolvimento infantil inicial, condições e necessidades, muitas vezes incluindo a participação de diversos ministérios, visando a maior efetividade, além de projetos de orientação parental com o objetivo de maximizar as oportunidades de acompanhamento e reforço no seio da família. Todavia, esse acompanhamento acabou, ao longo do tempo, por privilegiar os aspectos do crescimento (peso, altura, vacinas) em detrimento de uma vigilância sobre os processos de desenvolvimento.

Há muito, pesquisas mostram que o desenvolvimento infantil é inseminado precocemente, no encontro entre a mãe e o bebê, mais ainda como supôs Winnicott,[1] o início das crianças se dá quando elas são concebidas mentalmente. Quer dizer, a história da criança é antecipada, colocada antes do próprio nascimento, e inserida em um texto imaginado e construído pelos pais. Em outras palavras, a linguagem envolve desde o início a constituição subjetiva da criança, e, nessa medida, a circulação de sentidos entre ela e seus pais, privilegiadamente sua mãe, será determinada por uma estrutura simbólica, instituindo relações singulares e privadas com seus filhos. Enfim, a criança tem nas cenas interacionais com os pais o palco privilegiado de sua constituição, sendo as cenas de cuidado o campo interacional fundamental.

Comer, dormir e brincar, cenas de linguagem, compõem um potente observatório do desenvolvimento infantil e espaço incomparável para a identificação de alertas para dificuldades e entraves nesse processo.[2]

O POTENTE OBSERVATÓRIO DO DESENVOLVIMENTO INFANTIL

Os recém-nascidos apresentam uma insuficiência original, quer dizer, há de se oferecer uma tutela para que eles possam seguir se desenvolvendo e não apenas crescendo. Na instituição da tutela comparece a alteridade, que é, então, inserida na vida do bebê por meio da oferta de cuidados quando as primeiras experiências de satisfação se tornarão as primeiras inscrições psíquicas. No jogo da alteridade, o cuidador é igualmente afetado por sua interação com o bebê. A comunicação e o funcionamento arcaico do bebê têm como corolário obrigatório uma mudança no funcionamento psíquico e físico do cuidador.[1]

Nas palavras lacanianas, há duas operações constituintes do sujeito a partir da tutela: a alienação e a separação, inseparáveis e que estão em dependência lógica de uma relação da criança com sua mãe, sendo as cenas de cuidado o palco dessas operações.[1]

Os cuidados são: alimentação, higiene, sono e acolhimento, na representação das brincadeiras, que se dão repetidamente no cotidiano, conformando um campo simbólico que vai inseminar a constituição subjetiva da criança e seu ingresso na linguagem.[3] Lembremos que, segundo Winnicott,[4] entre as tarefas que ajudam o bebê a integrar-se estaria a atitude pela qual "alguém mantém a criança aquecida, segura-a e dá banho nela, balança-a e a chama pelo nome".

O nascimento do bebê promove a primeira cesura entre mãe e filho, como apontam as palavras freudianas, separação reparada imediatamente pela amamentação, cena que instaura o bebê no campo da linguagem, em um processo que se iniciou na gestação, nos delírios maternos sobre a criança. A alimentação é, assim, cena privilegiada de cuidados, espaço altamente promissor para as previsões sobre o desenvolvimento da criança desde sua interação com a mãe, na medida em que tem caráter inaugural e insere o bebê na instância da linguagem.[2]

A história que vai da amamentação, contingência que representa a relação simbiótica entre bebê e mãe, até as refeições familiares, cena que representa a gradual assunção de autonomia pela criança, quer dizer, sua maior separação da mãe, mostra as coreografias interacionais que esclarecem o processo de subjetivação da criança e, também, o rearranjo subjetivo da mãe. A narrativa parental sobre essa história pode fornecer indícios de dificuldades ou entraves no desenvolvimento da criança ou mesmo observações de cenas alimentares; em vídeos/fotos ou situações clínicas podem trazer igualmente traços indiciários.[2]

As funções orgânicas do bebê, fome e sono, por exemplo, vão sendo organizadas pelo agente materno exatamente nessas cenas de cuidado. Por meio de sanções simbólicas, a mãe vai imprimindo o ritmo de funcionamento dessas funções.[5] É por meio da alternância entre fome-saciedade, sono-vigília, repouso-atividade que o funcionamento pulsional do bebê se organiza de acordo com as sanções maternas.

Winnicott[6] afirma que, "desde o nascimento, o ser humano está envolvido com o problema da relação entre aquilo que é objetivamente percebido e aquilo que é subjetivamente concebido, e na solução dessa ambiguidade está aquele que cuida. O desenvolvimento físico e psíquico do bebê está relacionado aos vínculos que se estabelecem nos cuidados corporais da mãe ou de outro cuidador, na higiene e na alimentação, por exemplo, com continuidades, num ambiente responsivo".

A história da alimentação, composta por capítulos diferentes e subsequentes, denominados transições alimentares, ilustra o laço entre mãe e bebê, o movimento basculante entre um e outro na metáfora dos tipos de alimentos que por ali vão transitar, a captura cultural e simbólica operada pelo alimento, pelos instrumentos alimentares e pelas posições no grupo comensal, que permitem a construção de classes identitárias, fundamentais para a subjetivação. A transição de um alimento para outro, que implica a transição postural, que abre espaço para transições emocionais, coreografa com clareza a lógica que compõe a ida e vinda entre alienação e separação. Não é difícil encontrar relatos de mães com dificuldades em operar o desmame, que permanecem manuseando seu bebê: sempre no colo, muitos banhos, muitas trocas de roupas, penteados diferentes e assim por diante. Uma dificuldade em se separar do bebê.

A transição alimentar arregimenta o balizamento de outra função primordial, o sono. Tal como a alimentação, o sono se organiza por volta dos 12 meses, a partir das interferências maternas, em um jogo entre sono-vigília-alimentação-sono, encadeados em uma lógica de afeto e acolhimento: a mãe é a primeira guardiã do sono da criança.[7] Uma presença que, de início, se dá na amamentação, daí o enlace entre uma e outra função, e representa a importância da situação interacional nesse ritmo alimentação-sono-vigília.[2] É um longo caminho rumo a dois extensos períodos, do sono e da vigília, e a alimentação só se dará na vigília, caminho heterogêneo, nem sempre harmônico, porque estará à mercê das interpretações da mãe, que vai compor rituais visando à formação de espaços simbólicos em que ambas as funções estarão enlaçadas.

Na operação de ambas as funções, há um enlace entre um reconhecimento autêntico, manifesto pela expressividade do rosto materno, pela adaptação às necessidades da criança e pelo acolhimento do gesto espontâneo do bebê que atravessa o manejo cotidiano das cenas de cuidado. Nesse jogo, aos poucos, a criança se reconhecerá pela presença viva e pela relação estabelecida com o olhar e o rosto maternos: "a tranquilidade de sentir que a imagem materna está ali, que a mãe pode vê-la e se encontra *en rapport* com ela".[8]

Exatamente por isso, observações cuidadosas e narrativas parentais sobre hábitos e rituais de adormecimento podem conter importantes itens de alerta. As manifestações de dificuldades podem ser variadas: dificuldades de adormecimento, despertares frequentes, sono agitado, grandes períodos de vigília, grandes períodos de sono ou quietude sonolenta, que podem indiciar problemas orgânicos, é fato, mas, para além deles, podem ser um sinal de alerta para entraves no desenvolvimento geral.

Além da alimentação e do sono, outra situação de cuidado é a cena de higiene. Dar banho, trocar fraldas, roupas, pentear o cabelo, vestir, enfeitar, perfumar, limpar a boca às refeições, limpar as mãos da criança, enfim, qualquer ação que visa à higiene e ao embelezamento representa cenas de construção corporal, psíquica e social, cenas de constituição da criança. As cenas de higiene constroem o que Winnicott[1] denomina *handling*, porque o manuseio corporal é intenso e, assim, leva à formação de uma parceria entre a vida psíquica e o corpo do bebê e contribui para a formação do sentido do real, por oposição ao irreal, uma diferenciação entre a psique e o soma.

Importa verificar que essas cenas esclarecem sobre a inserção da criança no campo simbólico especificamente nas operações de transformação de um organismo, que tem uma sintaxe fisiológica, em corpo, lugar em que um sujeito habita. Muitos autores alertam que os banhos são banhos de linguagem, as roupas são sentidos que envolvem o bebê, quer dizer, no manuseio, o corpo do bebê vai ganhando significação e encenando a relação entre ele e sua mãe; é um cuidado sempre enlaçado com e pelas palavras maternas.

Winnicott[1] descreve que a comunicação da mãe com seu bebê é essencialmente não verbal, caracterizada pelo olhar e pelo contato físico, ou seja, é efetivada por meio de toques, gestos, sorrisos e vocalizações. Quando a interação obtém êxito, dá oportunidade à mãe para compreender as demandas do filho, o que proporciona seu desenvolvimento físico e mental.

As cenas iniciais de brincadeira são oportunidades de verificar o júbilo infantil colorindo a interação mãe-criança.[3] As brincadeiras são momentos de contato físico, manuseio corporal, mas, diferentemente das cenas de higiene, os toques são acompanhados de sonorizações com forte musicalidade: uma estratégia da criança para conseguir satisfação, prazer, ao ser mergulhada na dimensão da linguagem materna, quando ela brinca com a melodia da fala de sua mãe, com o som das palavras, ainda que nenhum sentido se abstraia disso. Winnicott[1] ressalta a dimensão afetiva e não verbal que perpassa as interações entre a mãe e seu bebê, demonstrando que o manejo do corpo do bebê e a musicalidade da voz materna funcionam como pontos de referência para o surgimento do psiquismo da criança.

Essas brincadeiras são o palco de construção dos jogos sonoros, produções melódicas que se repetem, de um e de outro, que acabam por contornar vivências radicalmente afetuosas. Vocalizações escorregam de um lado para outro, envolvendo os movimentos da criança e de sua mãe, fazendo laços entre elas.[3]

As brincadeiras, de início, também trazem à cena a mãe e o corpo da criança,[8] que, brincando com seus pés e mãos, tem vivências prazerosas que fazem marcas de memória, tal como as vivências na alimentação, no adormecimento e nos toques que recebe de sua mãe na higienização.

ALERTAS INSCRITOS NAS CRIANÇAS OU NA INTERPRETAÇÃO DE QUEM AS OBSERVA?

Os pesquisadores e os clínicos há muito apontam para o fato de que importa compreender que o valor indiciário se refere a um conjunto de sinais. O que se dá a ver ou escutar só ganha potência indiciária no bojo de um exercício de interpretação.

A identificação de sinais de alerta concerne exatamente às ações de promoção da saúde, na medida em que, em face deles, as providências a serem tomadas se referem ao acompanhamento da criança entrelaçado com intervenções junto à família, principalmente na hipótese de que é possível dar outro rumo ao desenvolvimento infantil.

Portanto, dizer que a identificação de sinais de alerta serve à patologização das dificuldades infantis é um equívoco. Esse rastreamento é rumo à saúde. Diagnosticar a partir de sinais de alerta, em uma precipitação, pode, diferentemente, ser uma decisão imprópria, porque isso sim encaminha a criança ao universo da patologia. Quer dizer, a identificação de sinais de alerta e a interpretação do valor e causalidade de um conjunto indiciário é tarefa delicada, que demanda cuidado e parcimônia.

As grandes funções da infância constituem um excelente observatório do desenvolvimento; são encenadas por comportamentos muito sensíveis à interpretação, mas que devem ser tomados como um texto que ordena sua realidade e que demanda sentido.

Nesse sentido, os clínicos precisam se posicionar perante os comportamentos que se dão a ver, de modo a buscar um sentido para eles, não necessariamente buscar um nome, quer dizer, sem confiná-los em um rótulo. Os sentidos são sempre provisórios, determinados por contingências sempre atuais. Assim, vale a interrogação: "O que esses comportamentos dizem dessa criança?".

Todavia, há uma narrativa que não deve ser desprezada nem mesmo minimizada, a versão materna dos fatos. As mães têm certa intuição sobre seus filhos, ainda que possam não saber como nomear o que se dá a ver ou se posicionem de forma muito defensiva, opacizando o que se dá a ver. O discurso materno é heterogêneo, cheio de idas e vindas, de interrupções, repetições, de pontos vazios, o que parece decorrer de uma posição defensiva, mas geralmente é um texto precioso e esclarecedor.

Tal narrativa demanda uma interpretação cuidadosa e paciente, em geral construída em tempos diferentes, o que impõe alguns encontros, pois essa versão implica a fala da mãe e a escuta de sua própria fala, um processo de ressignificação contínua.

Ainda que a situação de observação em cenas de cuidados possa implicar diferentes dificuldades, que, por sua vez, demandam atenção e parcimônia no que se refere à interpretação do que se dá a ver, é inegável que tais cenas constituem um potente observatório do desenvolvimento infantil. Cenas promissoras tanto para a coleta de dados para pesquisas quanto para a identificação em contexto clínico de sinais e sintomas, indiciários de singularidades, atrasos, entraves no desenvolvimento da criança.

REFERÊNCIAS BIBLIOGRÁFICAS

1. Winnicott D [1956]. Os bebês e suas mães. São Paulo: Martins Fontes; 1987.
2. Palladino RRR, Paula Souza LA, Pallotta M et al. Comer, dormir e falar: enlaçamento simbólico. Revista Científica Multidisciplinar Núcleo do Conhecimento. 2021;6(8):153-70.
3. Mori JSM. Intervenção fonoaudiológica com crianças com entraves iniciais na estruturação da linguagem [tese de doutorado]. PPG em Comunicação Humana e Saúde, PUCSP: Faculdade de Comunicação Humana e Saúde; 2024.
4. Winnicott D. A natureza humana. Rio de Janeiro: Imago; 1990 (Série Analytic).

5. Jerusalinsky J. Enquanto o futuro não vem: a psicanálise na clínica interdisciplinar com bebês. Salvador: Ágalma; 2002.
6. Winnicott D [1962]. A integração do ego no desenvolvimento da criança. In: Winnicott D. O ambiente e os processos de maturação. Porto Alegre: Artmed; 1983.
7. Ganhito Penha NC. Dormir nos braços da mãe: a primeira guardiã do sono. Psychê [Universidade São Marcos, São Paulo]. 2002;VI(10):65-84.
8. Winnicott D [1971]. O brincar e a realidade. Tradução de José Octávio de Aguiar Abreu e Vanede Nobre; revisão técnica Francisco de Assis Pereira. Rio de Janeiro: Imago; 1975.

5

Desenvolvimento infantil: a falta que a "falta" faz

Vera Blondina Zimmermann

O avanço nas ciências envolvidas nos fenômenos pertinentes ao desenvolvimento infantil coloca-nos diante do perigo existente em estabelecermos causalidades simples para justificar o surgimento de determinadas situações nesse processo. Neste século nosso raciocínio deve deixar de ser cartesiano para funcionar no mundo das probabilidades.[1,2] Mesmo assim, podemos refletir sobre determinadas atitudes e seus prováveis efeitos quando se trata de fundamentos educacionais e de suas práticas no desenvolvimento humano.

A educação muito repressiva de décadas passadas parece ter sido uma das causas que motivaram movimentos educacionais opostos, mostrando-se, em muitas situações, excessivamente liberais, quase abandonando a criança para fazer escolhas para as quais ainda não está pronta em termos de maturidade biopsicossocial.

Versões mal interpretadas da teoria freudiana sobre "trauma" contribuíram também para esse movimento: a ideia de que a criança não poderia ser frustrada, sob pena de prejuízo em seu desenvolvimento. Freud teorizou sobre determinados eventos na vida do sujeito que excedem uma quantidade de excitação, provocando ruptura psíquica e dissociação, ou seja, efeitos duradouros na psique de quem os vive.[3,4] Isso serviria para formularmos situações de vivências catastróficas, tais como violência sexual, maus-tratos, excessos contínuos de agressões físicas. Mas Freud não estava falando que nenhuma frustração deveria ocorrer no desenvolvimento infantil, mal-entendido esse que causou prejuízos importantes na vida de muitas crianças.

Atualmente, além de dificuldades para encontrar um meio-termo nas escolhas dos padrões educacionais, temos funções parentais sobrecarregadas pelo cotidiano profissional e social. Excesso de informações advindas de todos os lugares, diferentes culturas produzindo opções em tempo simultâneo, tem deixado os pais desorientados para selecionar caminhos, levando-os a se sentirem impotentes e/ou falhos.

Além disso, hoje as famílias tendem a optar por terem apenas um filho em função da vida profissional e das exigências que a cultura impõe para a educação. O que poderia significar melhores condições para a criança desenvolver-se acaba significando cobrança excessiva de desempenho, tanto para os pais como para ela.[5]

Temos, dessa forma, excessos que acabam causando prejuízos em toda a família, em função da ansiedade que despertam.

Sabe-se também que selecionar opções de como conduzir o desenvolvimento de um filho exige tempo e esforço com a ansiedade que as dúvidas despertam, principalmente neste século em que as diferentes informações transbordam diante de nossos ouvidos e olhares, como já salientamos. Ainda, entende-se que simplesmente terceirizar essas escolhas e estratégias para outras pessoas ou instituições não é a solução mais adequada.

Reflexões importantes precisam partir das funções parentais: o que achamos importante que nosso filho desenvolva como ser humano? Quais valores gostaríamos que ele internalizasse?

Depois dessas reflexões e caminhos mais ou menos delimitados, é preciso que se perguntem: Como desenvolvemos isso na prática com ele? O que precisamos reforçar em sua rotina? Quais experiências precisaríamos proporcionar-lhe e quais devemos limitar em função de sua faixa etária para que ele desenvolva esses valores que nos são importantes?[6]

Queremos que nosso filho venha a ter bons amigos e realize trocas afetivas importantes? Para conseguir isso ele precisa aprender a se colocar no lugar do outro, e para alcançar essa capacidade precisaremos, primeiramente, ajudá-lo a nos ver também como outra pessoa. Isso quer dizer que precisamos reagir a suas condutas, pensando: "Um dia ele terá essa conduta no ambiente social, por isso preciso ir adequando agora". No ambiente familiar a criança pode aprender rodeada de carinho e compreensão, o que não pode ser garantido em outros ambientes nos quais circulará.

Pensar que determinadas atitudes ficarão no "segredo do lar", ou que isso vai passar sem nossa interferência, é uma postura frágil e perigosa. Por exemplo, se não ensinarmos a criança a permanecer sentada enquanto faz as refeições em casa, quando chegarmos a um restaurante e ela não precisar mais da cadeira de bebê, só restará mantê-la sentada com o celular, criando o péssimo hábito de perder a riqueza de informações sociais que esse espaço pode oferecer.

Naturalmente, a escolha de uma escola que esteja em sintonia com os valores que se quer desenvolver na criança será uma ótima ajuda para que se alcancem os objetivos educacionais. Porém, a base de informações implantada em companhia familiar dificilmente é menos importante que aquilo que ela vivenciará depois nas instituições. Por quê? Porque a criança buscará identificações predominantemente nos modelos parentais.[7]

Bons professores podem fazer a diferença, e para criar um filho se precisa de "uma aldeia", como dizem os índios, mas o peso identificatório maior ainda está nas primeiras vivências, nos primeiros modelos, quer gostemos disso ou não.

Se deixarmos apenas para a escola a função de tornar a criança um ser humano social, ou seja, colocá-la sob regras sociais, ela poderá fazê-lo, mas isso gerará muito sofrimento para ela. Corre-se o risco de a criança não se sentir adaptada ao meio escolar, não se sentir amada por essas pessoas que não a deixam fazer tudo que gostaria. Se os limites de convivência grupal são colocados pelos familiares, ela poderá entender que, mesmo se sentindo contrariada e triste, isso é feito por quem a ama e logo estará bem com ela.

Em termos gerais, o que a maioria dos pais pensa e deseja para o filho é sintetizado pela máxima "Que ele possa amar e trabalhar"! Aliás, essa máxima é a síntese freudiana para considerar a saúde mental de um ser humano.

Conseguir isso na vida parece fácil, mas não é! Inúmeros trabalhos psíquicos terão que serem feitos para que um ser humano consiga fazer trocas amorosas e definir-se por um caminho profissional que o realize. Profissionais de saúde mental, principalmente os que lidam com infância e adolescência, têm presenciado maior incidência de fragilidades emocionais ligadas a um funcionamento psíquico empobrecido para buscar a realização de projetos pessoais. Fraqueza psíquica para permanecer nos processos ligados à realização de desejos, e mesmo o não conseguir desejar algo como projeto futuro, têm representado grande parte das queixas que nos chegam no consultório.[7]

Como visto, sabemos do aumento no grau de exigência que o século XXI nos colocou em todas as áreas, mas gostaríamos de focalizar aqui um fator que tem sido extremamente relevante para a aparição de fenômenos de apatia, insegurança e/ou características patológicas de transtornos de personalidade, no caso, o abandono de regras sociais e a escolha de caminhos nos quais o atalho para conquistar o que se quer é a única saída.

Enquanto psicanalista e psicóloga da infância e adolescência, costumo sintetizar as diferentes tarefas psíquicas a serem alcançadas por uma criança em desenvolvimento da seguinte forma: "Todos nós precisamos ter sido reis ou rainhas no início das nossas vidas, e logo depois precisamos ir perdendo nosso reinado, sem perder a majestade". Esse processo envolve, aproximadamente, a faixa etária de zero a 8 anos, considerando um desenvolvimento típico.

O que significam esses trabalhos psíquicos que poderão constituir um ser humano capaz de "fazer do limão uma limonada", que desenvolva um perfil com uma boa dose de resiliência diante das adversidades do dia a dia?

No início da vida é fundamental que se tenha a vivência de ser compreendido e amado pelo que se é, sem nenhum esforço além de retribuir sorrisos e gracinhas. Ter alguém que adivinha nossos desejos e necessidades é a matéria-prima que funda nosso narcisismo e o que dará substrato para o esforço necessário nos próximos passos do desenvolvimento. Enfim, é fundamental que toda criança no início da vida possa sentir-se como o filho da coruja: o mais lindo e querido dos animais da floresta!

Concomitantemente a esse "berço esplêndido" inicial da "sua majestade, o bebê!",[8] devem começar a surgir as "falhas" necessárias a um desenvolvimento típico, aquilo que nas disciplinas psicodinâmicas chamamos de "falta":[9] a mãe já não corre tão rápido quando ele chora, ele precisa se esticar para pegar um brinquedo que não está ao seu alcance e ninguém vem ajudá-lo; ele precisa começar a falar para conseguir se explicar, não ganha tudo o que quer na hora que quer, enfim, aos poucos o trono vai sendo perdido.

Isso significa, por exemplo, que a criança precisará esperar sua vez de falar quando os pais estão conversando, entender que existem outras coisas importantes para os pais além do enorme amor que dispensam a ela.

Chamamos esse processo, nas teorias psicodinâmicas, de "experiência de exclusão".[10] Longe de ser traumatizante, apesar do choro, da birra e da tristeza que causa na hora que ocorre, desenvolverá na criança a possibilidade de suportar certas situações difíceis da vida social. Por exemplo, momentos em que a professora precisa atender todos, deixando de atender a um pedido seu; amigos que circulam, ora querendo brincar com ele, ora com outro amigo, apesar de continuarem gostando dele.

Sem falar na importância de suportar sentir-se "excluído" quando estiver em determinada situação profissional, entre colegas que por algum motivo qualquer estarão mais em foco, brilhando por um determinado êxito, em um mesmo momento em que o adulto está em situação mais anônima aos olhos do grupo. Suportar essa situação, mantendo o foco em seus projetos, não se sentindo destruído e ao mesmo tempo sentindo-se solidário com o sucesso de um colega, só pode acontecer se a pessoa vivenciou isso de alguma maneira em seu convívio familiar. Esse adulto precisa ter experimentado a "exclusão" com os pais e ter concluído que não se trata de falta de amor.

Com essas experiências familiares de "falta" a criança desenvolve competências e a certeza de que ser importante não significa ser "rei". Os pais que a frustram continuam a amá-la. Assim, como mencionado anteriormente, ela não sentirá abandono e desamor em face de situações nas quais precisa sair do centro das atenções em um ambiente social.

Outro poder da vivência da "falta" e do malefício quando não é colocado para a criança diz respeito à capacidade cognitiva, ou melhor, sua capacidade simbólica. Se ela não ganhar tudo o que quer na hora que quiser, terá possibilidade de aperfeiçoar sua capacidade de sonhar, construir cenas simbólicas que melhorem seu cognitivo e aumentem sua resiliência para suportar frustrações.[11,12] O que significa isso? Significa que, enquanto o brinquedo não chega na hora em que o desejou, a criança brinca com ele na imaginação até ele chegar, o que se constitui em uma riqueza incalculável para o desenvolvimento em geral. Entre o desejar e o ter precisa haver um hiato, tempo real, que tem o poder de fortalecer a criança em todas as áreas.

Assim como adquire a capacidade de esperar por algo que deseja muito, a criança desenvolverá a força para construir degraus, planejar, até alcançar a realização de seus projetos. Por exemplo, poderá estudar para o vestibular com a esperança de alcançar seu objetivo sonhado; poderá ser estagiário em uma empresa, sonhando com o momento de ter um lugar como profissional na mesma sala onde circula insignificantemente no tempo presente.

Dessa forma, a criança sofre por perder o trono, mas não perde a "esperança", a força psíquica da capacidade de sonhar vir a ser alguém especial, ou seja, continuará a sentir-se "majestade", desenvolvendo alguma competência singular que já começa a se manifestar desde cedo.[7] Se não desenha bem como um amigo, pode ser boa no esporte ou vice-versa. Não lhe é imprescindível ser "rei" para se sentir feliz e realizada, mas pode sentir-se "majestade" por ter e reconhecer em si mesma uma característica singular em termos de capacidades, de competências.

Isso não representa fórmula mágica para a saúde mental e o sucesso na vida, mas oferece oportunidade para a criança voltar-se para si mesma, descobrir e desenvolver suas habilidades, organizar seus sonhos e construir projetos mais realísticos para alcançá-los.

Importante deixar claro que o que comentamos sobre "falta" não pressupõe uma educação rígida, "a ferro e fogo", pois todo excesso causa muitos danos. Não se trata de deixar a criança esperando até o Natal para ganhar o carrinho sonhado em março, mas de permitir que ela aprenda a suportar não ser sempre o centro, a colocar-se no lugar da outra pessoa que também sente como ela.

Apesar de toda a multiplicidade e diversidade de teorias psicodinâmicas e do desenvolvimento na atualidade, como profissional de saúde mental da infância e adolescência, considero que negligenciar as experiências de "falta" na rotina da criança pode ser responsável por seres humanos excessivamente narcisistas, pobres na convivência social e fragilizados na realização de seus projetos pessoais futuros, além de cidadãos com dificuldades para engajar-se em esforços para melhoria da sociedade.

REFERÊNCIAS BIBLIOGRÁFICAS

1. Morin E. [2005]. Introdução ao pensamento complexo. Porto Alegre: Sulina; 2015.
2. Freitas L, Morin E, Nicolescu B. Carta da transdisciplinaridade – Comitê de Redação. Convento de Arrábida, 6 de novembro de 1994. Disponível em: http://www.cetrans.futuro.usp.br. Acesso em: 21 abr. 2023.
3. Freud S. [1896a]. A hereditariedade e a etiologia das neuroses. Edição standard brasileira das Obras completas de Sigmund Freud. v.3. Rio de Janeiro: Imago.
4. Freud S. [1986b]. A etiologia da histeria. v.3. Rio de Janeiro: Imago. p.189-215.
5. Aulagnier P. A violência da interpretação: do pictograma ao enunciado. Rio de Janeiro: Imago; 1979.
6. De Marco M, Abud C, Lucchese AC, Zimmermann VB. Psicologia médica: abordagem integral do processo saúde-doença. Porto Alegre: Artmed; 2012. p.209-43.
7. Zimmermann VB. Adolescentes estados-limite: a instituição como aprendiz de historiador. São Paulo: Escuta; 2007.
8. Freud S. [1914]. Sobre o narcisismo: uma introdução. Edição standard brasileira das Obras completas de Sigmund Freud. v.14. Rio de Janeiro: Imago.
9. Lacan J. O estádio do espelho como formador da função do eu. In: Lacan J. Escritos. Rio de Janeiro: Zahar; 1998. p.96-103.
10. Freud S. [1905]. Três ensaios para uma teoria sobre a sexualidade. Edição standard brasileira das Obras completas de Sigmund Freud. v.3. Rio de Janeiro: Imago.
11. Piaget J. Desenvolvimento da inteligência na criança. Rio de Janeiro: Zahar; 1996.
12. Piaget J, Inhelder B. Da lógica da criança à lógica do adolescente. São Paulo: Pioneira; 1976.

6

Aspectos neurobiológicos da linguagem

Gilberto Bolivar Ferlin Filho

INTRODUÇÃO

A comunicação, importante característica humana, define boa parte do que somos. Usamos não apenas determinada língua falada ou escrita que retrata e expressa nossas diferentes culturas, mas toda uma linguagem convencionada durante o desenvolvimento social e cunhada ao longo do crescimento e amadurecimento de cada pessoa.[1,2]

O conceito de linguagem é amplo. Pode ser enunciado como o sistema por meio do qual comunicamos ideias e sentimentos de diversas formas, por diversas vias. Podemos usar gestos ou sinais, expressões faciais, falar, escrever usando determinado alfabeto ou usando sinais gráficos ou outros signos. Usando símbolos culturalmente convencionados, aprendemos a habilidade de representar nosso ambiente, seja ele físico ou social. A partir dessa habilidade simbólica, podemos remeter nossos pensamentos, tanto espacialmente (falar de lugares ou situações não presentes) como temporalmente (falar sobre fatos que já aconteceram ou planejar acontecimentos futuros). Podemos ainda relatar acontecimentos presentes, descrever sentimentos, compartilhar informações, construir ideias em conjunto, entre tantas outras possibilidades. Criando e evocando memórias, abrimos possibilidades, formulamos hipóteses sobre nosso ambiente físico e social e, a partir disso, podemos modificá-lo e interagir.[2,3] Em poucas palavras, podemos viver, sonhar e amar!

Quanto mais conhecemos o ambiente, maiores as possibilidades de associações possíveis entre seus elementos, inicialmente no plano concreto e, simbolizando, no plano abstrato.[2-4]

Por outro lado, "inteligência" deriva do latim "intelligentia", composto por "intus" (= entre) e "legere" (= escolher ou ler). Não existe uma definição única de inteligência, nem um só tipo de inteligência. Segundo a biologia, inteligência é a capacidade de se adaptar a novos hábitats ou situações.[1,3-5] Já para a psicologia, "inteligência" é a capacidade de processar e relacionar informações, raciocinar, resolver problemas e aprender com experiências. É uma qualidade mental que envolve a habilidade de compreender ideias complexas, pensar de forma abstrata, planejar, adaptar-se a novas situações e manipular o próprio ambiente.[3-5] De modo abrangente Weschler define inteligência como a capacidade de um indivíduo de agir intencionalmente, pensar racionalmente e se relacionar de modo eficaz com seu ambiente.[3-5] Nesse contexto, fatores não intelectuais como a personalidade, por exemplo, podem ou não contribuir para seu desenvolvimento. Emoções, experiências vividas ou narradas, fatores ambientais e amadurecimento neurológico podem também impactar a inteligência geral.[3-5]

Assim, a aquisição de habilidades linguísticas e o desenvolvimento da inteligência ocorrem em conjunto, potencializando a evolução um do outro.[1-5] Podemos observar na clínica comprometimento no desenvolvimento de ambos, mesmo quando aparentemente apenas um deles apresenta prejuízo notório.[4]

Os substratos orgânicos para o desenvolvimento da comunicação, da linguagem e das habilidades cognitivas dependem da complexa interação entre o genoma herdado, o processo neuromaturacional do indivíduo e os estímulos ambientais que esse indivíduo recebe.[1,3,4] Nesse contexto, as ciências da saúde têm aprofundado estudos não apenas para compreender, mas principalmente para intervir quando desvios ocorrem ainda no período de desenvolvimento, ou quando patologias afetam a linguagem.[1,4]

Na medicina, a foniatria é uma área de atuação ligada à otorrinolaringologia. Originou-se das relações multidisciplinares, integrando informações de ciências médicas e não médicas para estudar os distúrbios da comunicação, mais bem definido como o estudo das funções e doenças da voz, da fala, da linguagem e da audição, especialmente quando a deficiência auditiva tem seus efeitos em qualquer uma das áreas mencionadas. O foniatra, inserido em equipe multidisciplinar, está diretamente envolvido nas investigações médicas gerais de sistemas orgânicos que subsidiam, direta e indiretamente, competências complexas como a cognição, as habilidades neurobiológicas envolvidas na aprendizagem e no comportamento psicológico.

Buscando correlacionar diagnósticos funcionais com achados orgânicos e neurobiológicos, esse profissional favorece a compreensão clínica, elucidando o diagnóstico nosológico e etiológico e auxiliando as terapias envolvidas nos distúrbios da comunicação, em termos de abordagens específicas.[1,4]

Do ponto de vista funcional, a comunicação baseia-se fundamentalmente na compreensão e na expressão.[1-4] Nos comunicamos e interagimos a partir da percepção do ambiente ao nosso redor, dada pelos órgãos do sentido e pela adequada integração e modulação destes, o que torna possível, ao longo do desenvolvimento cognitivo, a compreensão.[1-4] Por outro lado, a partir do controle neuromuscular, das praxias e do desenvolvimento intelectual, passamos a expressar nossas vontades e modificar o ambiente físico e social onde estamos, por meio de atos motores de maior ou menor complexidade.[1-4]

COMPREENSÃO

Os subsídios orgânicos para a comunicação, orquestrados pelo código genético, pela maturação e por alguma influência ambiental, desenvolvem-se precocemente durante a gestação.[1,3,4,6] O tato é o primeiro sentido a se formar, iniciando a sensibilidade pela face e pelos lábios, passando a seguir para o restante do corpo em formação. Por volta da 22ª semana intrauterina, o bebê apresenta as terminações nervosas distais dos dedos desenvolvidas, nas quais as impressões digitais já estavam presentes desde a 17ª semana de gestação.[7]

Também antes do nascimento a propriocepção, ou seja, a capacidade de perceber o corpo e a posição de cada parte dele no espaço, inicia seu desenvolvimento.[7]

Estudos da década de 1970 estabelecem que ainda no segundo trimestre de vida pré-natal, por volta da 26ª semana de gestação, já percebemos estímulos acústicos do ambiente onde estamos.[7-9]

Outros estudos demonstram alteração de velocidade de sucção de líquido amniótico (intraútero) influenciada por diferentes ritmos sonoros.[10] Logo após o nascimento, a audição ganha a percepção de novas frequências sonoras (maiores que 1 KHz) a partir da aeração da orelha média, melhorando a discriminação de sons não verbais e verbais.[8,9] Esses serão mais tarde, no desenvolvimento, modelos para imitação e iniciação das fases pré-verbais da fala.[1,4,10] Além disso, podemos observar em recém-nascidos que variações no ritmo musical frequentemente alteram a velocidade das mamadas. Também ao nascimento, a criança já é capaz de aquietar-se com a voz materna e diferenciá-la de outras vozes femininas, o que sugere aprendizagem intrauterina, fundamentando e sustentando assim a hipótese de os primórdios do desenvolvimento cognitivo do indivíduo acontecerem ainda antes do nascimento.[9-11]

A visão evolui rapidamente da percepção de luz, já possível desde a 16ª semana de gestação, para a formação das primeiras imagens ainda distorcidas nas primeiras semanas após o nascimento, ganhando gradualmente contornos e formas por volta dos primeiros 6 a 8 meses de vida.[7,12]

Estímulos olfativos, gustativos e variações táteis como sensações térmicas, por exemplo, passam a enriquecer o cenário sensorial, e o cérebro em formação passa a reconhecer e associar informações.[3,4,7]

O "amadurecimento" neurológico e de vias sensoriais por meio de novas sinapses e da mielinização realiza a integração desses diversos sistemas sensoriais (incluindo a propriocepção) com o sistema motor (músculos e articulações).[1,3,4,6,13,14]

Com isso a compreensão, pilar fundamental da comunicação, tem possibilidade de se edificar e contextualizar o desenvolvimento expressivo.[1,3,4,6-10,12-14]

EXPRESSÃO

Por outro lado, a expressão humana depende fundamentalmente de atos motores, desde os mais simples aos mais complexos.[1,3,4,6,11,13] A partir do desenvolvimento do sistema nervoso central por meio da expansão da população neuronal e da especialização das sinapses, ocorre a evolução dos marcos do desenvolvimento em curto espaço de tempo, observados em condições típicas.[1,3,4,6]

Após a gestação, que tem duração aproximada de 40 semanas, o bebê humano encontra-se totalmente dependente e necessita continuamente de muitos cuidados para subsistir.[1,4,6] Entre os exemplos possíveis, podemos destacar, logo após o nascimento, os cuidados de amamentação, sono e higiene.[1,4,6] Algumas "respostas automáticas" a determinados estímulos sensoriais, denominados reflexos primitivos, são responsáveis por garantir a subsistência e propiciam o desenvolvimento global (sensorial, motor, cognitivo, afetivo, entre outros). Seus desvios frequentemente apontam algum grau de comprometimento neurológico.[6] São exemplos os reflexos de sucção e de busca, fundamentais para a amamentação e a garantia nutricional. Outro exemplo é o reflexo de preensão palmar, que deverá, no devido tempo, permitir que o bebê inicie a exploração no meio. Além desses, outros reflexos primitivos devem estar presentes ao nascimento e têm sua função no desenvolvimento infantil, extinguindo-se gradualmente à medida que a maturação do sistema nervoso central, por meio da mielinização dos tratos motores, possibilita maior coordenação e refinamento dos movimentos, que passam a ser cada vez mais "voluntários".[6]

Isso permite ao bebê entender que gradualmente pode planejar suas ações buscando determinados fins. Inaugura-se assim a capacidade de planejar ações e mover o corpo, intencionalmente, para alcançar determinado objetivo específico, sob comando. Essa habilidade é denominada praxia.[1,4,13]

A aquisição práxica, associando movimentos em sequências cada vez mais complexas, permite o desenvolvimento de ferramentas fundamentais para a exploração do ambiente e para a expressão.[1,3,4,6]

A partir de movimentos "inicialmente desajeitados e talvez até acidentais", surgem as primeiras interações, com os objetos (também com os cuidadores, como veremos mais adiante) e com o espaço que se apresenta ao recém-nascido. Com essas experiências exploratórias, o bebê passa a compreender que movimentos específicos podem trazer respostas agradáveis, desejando que se repitam. Outros nem tanto...[4]

Assim, um bebê deitado no berço descobre, por exemplo, que, batendo com a mão em um chocalho colorido ali pendurado, produz um som que lhe agrada. Buscará repetir essa ação para reproduzir seu efeito. Na hipótese de esse som não o agradar, ou de o brinquedo não produzir som sensorialmente perceptível (no caso de uma deficiência auditiva), essa ação tenderá a não ser mais buscada por esse bebê.[4]

O desenvolvimento gradual do encéfalo permite controle motor do tronco, que depende da complexa integração dos diversos sistemas sensoriais (táteis, proprioceptivos, visuais e do sistema vestibular) e motores (as fibras musculares e articulações), tornando possível o desenvolvimento do equilíbrio. Novas posturas são adquiridas: inicialmente estáticas, como a sustentação em quatro apoios e o sentar, e a seguir as dinâmicas, como o engatinhar inaugurando novos marcos do desenvolvimento motor.[1,4,6]

Então o bebê será capaz de buscar o brinquedo que visualmente o atrai do outro lado da sala, experimentando os primórdios dos conceitos de espaço (a partir do deslocamento) e tempo (uma vez que são necessários atos em sequência para atingir determinado local).[1,4] Em mais alguns meses, o desenvolvimento e o refinamento da manutenção do equilíbrio corporal promoverão a aquisição e o controle da marcha, esperado por volta do primeiro ano de vida, liberando as mãos, que deixam de participar diretamente do deslocamento.

A organização da postura permitirá o deslocamento espacial mais eficiente e a exploração do ambiente regido pela curiosidade do bebê. Abrem-

-se novas possibilidades para o desenvolvimento práxico de membros superiores, que permitem novos horizontes na exploração do ambiente.[1,4,6]

O desenvolvimento motor fino permite que a criança manipule objetos, segure-os e explore-os levando-os à boca e trocando-os de mão. Desenvolvem-se as primeiras estratégias para a exploração do mundo onde a criança se encontra, tornando possível o conhecimento das funções dos objetos e a classificação deles por esse critério.[1,4,6] Nesse contexto é possível compreender, entre outros motivos, as insistentes recomendações da literatura mundial que reforça a orientação do não uso de telas por crianças, em especial abaixo de 3 anos de idade.[15]

Por outro lado, a mielinização das vias motoras da laringe traz a aquisição do controle de cordas vocais, viabilizando a produção das primeiras vocalizações (ascendentes e descendentes), inicialmente de modo "acidental". Igualmente, a aquisição do controle voluntário do ciclo respiratório (diafragma) e o refinamento dos movimentos dos órgãos fonoarticulatórios (língua, mandíbula, faringe e bochechas) abrem possibilidade de imitar os sons não verbais e verbais trazidos pelo sistema sensorial auditivo.[1,3,4,8,9,11] O bebê começa a emitir fonemas que gradualmente vão se tornando intencionais com o desenvolvimento cognitivo. Da associação de fonemas surge a capacidade de dizer as primeiras palavras por vontade própria, no final do primeiro ano de vida.[1-4,6]

Os desenvolvimentos sensorial e motor, embora fundamentais para a comunicação, dependem dos desenvolvimentos cognitivo e afetivo, que ocorrem ao mesmo tempo e em íntima relação de interdependência, compondo o desenvolvimento global do indivíduo.[1-4,6]

COGNIÇÃO

A partir do desenvolvimento sensorial e motor abrem-se possibilidades para o desenvolvimento cognitivo, impulsionando o desenvolvimento das capacidades de utilização e associação dos objetos, expandindo esses conhecimentos.[1-4] Também dessa forma, o desenvolvimento cognitivo aguça as percepções sensoriais e refina as habilidades motoras, proporcionando o desenvolvimento humano típico, global e harmônico.[1-4,6]

O desenvolvimento dessas múltiplas capacidades ocorre em conjunto, não sendo possível separá-las em habilidades específicas, a não ser para fins didáticos. Exames neurofuncionais não invasivos possibilitam estudar a ativação de áreas neurológicas envolvidas especificamente com o processamento linguístico durante tarefas específicas. Embora esses estudos tragam avanços importantes na compreensão do funcionamento da linguagem, é necessária muita atenção para não esquecermos o contexto, uma vez que o cérebro funciona em rede.[16-18]

Dessa forma, podemos dividir o cérebro, de modo grosseiro, em quatro grandes regiões. O lobo frontal situa-se anteriormente ao sulco central. É responsável pelas funções executivas, como a motivação, o planejamento, a memória de trabalho e as funções motoras, incluindo a produção da fala na área de Broca. Posteriormente ao sulco central temos o lobo parietal, sendo esse o principal centro sensorial do cérebro. Delimita-se posteriormente pelo sulco parieto-occipital, que o separa do lobo occipital, onde se encontram neurônios responsáveis pela percepção visual, entre outras funções. Por sua vez, o sulco lateral separa os lobos frontal e parietal do lobo temporal, que abriga o centro sensorial auditivo, a área de Wernicke, responsável pelo entendimento de palavras, o hipocampo, que abriga memórias, além de outras funções.[1,4,6]

Classificações como a proposta por Brodmann, com base na organização citoarquitetônica dos neurônios, tentam estabelecer áreas ou localizações cerebrais específicas onde seriam processadas determinadas informações.[1,6]

O modelo funcional baseado nas áreas de Broca e Wernicke, conectadas por diversos tratos e fascículos, entre eles o fascículo arqueado, está estabelecido. Posteriormente os estudos de Hickok e Poeppel foram importantes para aprimorar esse modelo, envolvendo outras vias interconectadas para o processamento da linguagem. A especialização de áreas correlatas como sua equivalente contralateral fundamenta evidências de dominância hemisférica esquerda para a linguagem.[1,6]

Recentemente o estudo do conectoma humano tornou evidentes conhecimentos que já eram supostos: de que todo o cérebro, apesar de haver áreas preferenciais para determinadas funções, é interligado por sinapses complexas, tornando o sistema de linguagem altamente redundante.[19] De certa forma esses estudos confirmam modelos anteriores e ampliam exponencialmente seus limites. Assim, os desenvolvimentos sensorial e motor potencializam os desenvolvimentos neurológico, cognitivo e afetivo e vice-versa. A comunicação, baseada na linguagem, está no cerne dessa inter-relação.[1,3-6,18,19]

Cognição, do latim "cognoscere" (= conhecer), pode ser definida como o processo de construção do conhecimento e depende de habilidades como memória, atenção, criatividade, planejamento e envolve a linguagem. Está relacionada ao aprendizado, à elaboração de conhecimento e ao desenvolvimento emocional. Nesse sentido, o desenvolvimento cognitivo de cada pessoa é responsável pela maneira como ela se comporta, aprende e se relaciona com o ambiente.[1,3-5]

As primeiras experiências sensoriais, ainda antes do nascimento, iniciam o desenvolvimento cognitivo, ou a capacidade de conhecer o ambiente onde o indivíduo está inserido. Evidências de aprendizagem intrauterina são apresentadas em diversos estudos robustos e replicados em vários centros de pesquisa.[1,3,5,7,10,11,13,14,17,19] Em relação à comunicação, podemos citar estudos com recém-nascidos de poucas horas de vida que demonstram interromper seu choro ao ouvir a voz materna (diferenciando-a da voz de outras mulheres) ou de reconhecer melodias por terem sido "ouvidas" diversas vezes durante a gestação.[8,10,11,13]

Após o desenvolvimento dos órgãos sensoriais periféricos (as terminações sensoriais na pele, a complexa anatomia e fisiologia dos olhos e das orelhas, entre outros), a formação sináptica e a mielinização das vias aferentes corticais permitem a representação das informações sensoriais em áreas corticais específicas.[4,7-9,11-14]

O mundo ao redor passa a ser percebido. A integração sensorial dessas informações, tanto em nível cortical como subcortical, permite a organização dos estímulos e a formação de um ambiente sensorial em que a interação e a comunicação são possíveis.[1,3,4]

A crescente exploração refina o planejamento motor, potencializando as descobertas, que passam a ser organizadas e classificadas, associando exponencialmente informações de causa e efeito e desenvolvendo o conhecimento.[1,3,4]

A retenção desse conhecimento produzirá memórias que poderão ser evocadas e acrescidas de outras informações, construindo assim a aprendizagem, que fortalecerá a cognição.[1,3,4]

Além disso, com o desenvolvimento práxico, ganhamos habilidade não apenas para nos adaptarmos ao ambiente, mas principalmente para modificá-lo e adaptá-lo a nós, aprofundando os conhecimentos.[6,13,14]

A relevância dos estímulos externos, sejam eles ambientais ou sociais, e a atenção despertada por eles, aguçarão a curiosidade infantil, que buscará explorá-las. Gradualmente passa a entrar em cena a vontade do indivíduo despertado pela curiosidade de conhecer o funcionamento dos objetos que o rodeiam e de atribuir-lhes múltiplas funções.[20,21]

Além disso, a capacidade de representar um objeto por um símbolo, fundamental para o desenvolvimento da linguagem, permitirá que a criança transite no tempo e espaço por meio da fala. Assim, ela dominará a capacidade de contar para seu pai, que chega do trabalho, suas novas descobertas e as experiências vividas ao longo do dia. Da mesma forma, essa criança será capaz de pedir para seus cuidadores irem por exemplo à sua escola, para ver seus trabalhos realizados.[1,3,4,20,21]

Multiplicam-se assim suas possibilidades de comunicação, que, além de potencializarem o desenvolvimento da inteligência, inserem a criança no meio social, fechando um ciclo virtuoso para as aquisições de habilidades.[1,3,4,20,21]

SOCIALIZAÇÃO

Ainda na gestação, talvez sem notar, os pais estabelecem relação com seu filho. As alterações fisiológicas no corpo feminino dispõem a mãe a iniciar sua maternagem. Por outro lado, os preparos ambientais convidam os pais a criarem espaço para seu bebê. A imaginação e as expectativas de cada cônjuge convidam o casal a conversar e tecer, a dois, planos para a criança, que se desenvolve e ocupa seu lugar. Ao final da gestação, com o recém-nascido, nascem também mãe, pai, irmãos, primos, avós... uma família completa, que abriga um novo membro.[3,20,21]

A fragilidade intrínseca do bebê, incapaz de se mover ou mesmo de se alimentar nos primeiros meses de vida, torna evidente a necessidade de cuidados.[6,21,22] Além dos cuidados físicos/orgânicos, e por meio deles, é indispensável a estimulação cognitiva e afetiva, estabelecida por excelência por meio da interação interpessoal. As primeiras relações com o bebê são fundamentalmente interpretadas pelos pais e especialmente pela mãe, em geral a primeira cuidadora, que exerce a maternagem não apenas nutrindo fisiologicamente o recém-nascido, como também afetivamente.[6,21,22]

A primeira forma de comunicação pode ser estabelecida entre olhares cuidadosos e reflexos primitivos. A preensão palmar, ainda reflexa, costuma auxiliar na construção de vínculos, especialmente quando interpretados como expressão de preferência do bebê. A interpretação do cuidador distingue significados entre os choros mais diversos que a criança passa a produzir.[4,22]

À medida que o desenvolvimento dos órgãos sensoriais vai permitindo compor o cenário social e os atos motores tornam possível a expressão crescente das vontades do bebê, o contato com seus semelhantes desperta na criança a curiosidade e a imitação de modelos, catalisando o desenvolvimento de diversas formas de comunicação expressiva não verbais, como o sorriso, o choro representado, entre outros.[20-23]

A maturação neuronal permite que os atos motores da criança transitem de reflexos para atos voluntários em crescente assertividade, enriquecendo o cenário comunicativo e as interações interpessoais da criança em desenvolvimento.[1,6,20,22,23]

Esse contexto é propício para a evolução das vocalizações, para a articulação de fonemas e posteriormente para o encadeamento deles para a formação de palavras.[22] Despertada a vontade infantil à reciprocidade e convidada ao contexto social novamente pela curiosidade, a criança terá ambiente propício para o desenvolvimento de linguagem verbal, permitindo que essa forma de expressão seja efetiva.[1,3,21,22]

As aquisições motoras crescentes, os estímulos dos cuidadores e o instinto do bebê para a imitação social acabam por gerar, em seu tempo, o distanciamento do bebê de sua mãe. Dessa forma, aquele mesmo engatinhar que permite ao bebê explorar o ambiente e compreender os primórdios dos conceitos de espaço e tempo promove o distanciamento de sua mãe, inicialmente "acidental", depois "voluntário", permitindo a evolução do já iniciado desenvolvimento psíquico, juntamente com a brincadeira e a representação, preditores do desenvolvimento da linguagem e da inteligência que caracterizam nossa espécie.[1,3,6,13,14,20-23]

Essa relação evolui com o desenvolvimento infantil, e o cuidador passa a compor e "apresentar sob sua ótica" o ambiente para a criança. Nesse sentido, quanto melhor for o conhecimento de mundo e a instrução desse cuidador, mais amigável será apresentado e construído o ambiente para essa criança.[22]

CONCLUSÕES

A linguagem é uma habilidade fundamental que permite e potencializa o desenvolvimento da inteligência.

Suas bases orgânicas dependem do pleno funcionamento cerebral, envolvendo todas as funções sensoriais integradas, as habilidades motoras coordenadas e a inteligência, possibilitando a adaptação ao meio, a socialização e o desenvolvimento humano.

Por outro lado, o ambiente pode favorecer o desenvolvimento ou determinar limitações segundo suas condições e as interações possíveis.

Nesse contexto, quando alguma deficiência, barreira ou dificuldade se impõe, o trabalho multiprofissional em saúde é especialmente importante. Nesse caso a avaliação neurobiológica da linguagem e seus substratos sensoriais e motores, avaliados do ponto de vista médico, otimizam as terapias e potencializam a reabilitação, uma vez que, partindo do diagnóstico funcional, busca o diagnóstico nosológico e, quando possível, o etiológico, para então planejar as intervenções.

REFERÊNCIAS BIBLIOGRÁFICAS

1. Favero ML, Pirana S. Tratado de foniatria. Thieme Revinter; 2020.
2. Azoni CS, Lira JO, Lamônica DAC, et al. Tratado de linguagem: perspectivas contemporâneas. Ribeirão Preto: Book Toy; 2017.
3. Kurl PK. Linguagem. In: Kandel ER, Koester JD, Mack SH, Siegelbaum SA (eds.). Princípios de neurociências. 6.ed. Porto Alegre: Artmed; 2023. p.1179-96.
4. Ferlin Filho GB. Avaliação foniátrica de crianças até três anos de idade: proposta e aplicabilidade [dissertação]. São Paulo: PUC-SP; 2020.
5. Schalock RL, Luckasson R, Tassé MJ. Intellectual disability: definition, diagnosis, classification, and systems of supports. 12.ed. American Association on Intellectual and Developmental Disabilities; 2021.
6. Diament AJ, Cypel S (eds.). Neurologia infantil. 5.ed. São Paulo: Atheneu; 2010.
7. Bradley RM, Mistretta CM. Fetal sensory receptors. Physiological Reviews. 1975;55(3):352-82.
8. Hepper PG, Shahidullah B. The development of fetal hearing. Fetal and Maternal Medicine Review. 1994;6(3):167.
9. Graven SN, Browne JV. Auditory development in the fetus and infant. Newborn and Infant Nursing Reviews. 2008;8(4):187-93.
10. Standley JM, Madsen CK. Comparison of infant preferences and responses to auditory stimuli: music, mother, and other female voice. Journal of Music Therapy. 1990;27(2):54-97.
11. Hepper PG. An examination of fetal learning before and after birth. The Irish Journal of Psychology. 1991;12(2):95-107.
12. Graven SN. Early neurosensory visual development of the fetus and newborn. Clinics in Perinatology. 2004;31(2):199-216.
13. Meltzoff AN, Moore MK. Imitation of facial and manual gestures by human neonates. Science. 1977;198(4312):74-8.
14. Meltzoff AN, Moore MK. Imitation in newborn infants: exploring the range of gestures imitated and the underlying mechanisms. Dev Psychol. 1989;25(6):954-62.
15. Organização Mundial da Saúde (OMS). Diretrizes sobre atividade física, comportamento sedentário e sono para crianças menores de 5 anos de idade. Versão em português, publicada por Profa. Dra. Edina Maria de Camargo e Prof. Dr. Ciro Romelio Rodriguez Añez. 2019.
16. De Guibert C, Maumet C, Ferré J-C, et al. FMRI language mapping in children: a panel of language tasks using visual and auditory stimulation without reading or metalinguistic requirements. NeuroImage. 2010;51(2):897-909.
17. Li K, Guo L, Nie J, et al. Review of methods for functional brain connectivity detection using fMRI. Computerized Medical Imaging and Graphics. 2009;33(2):131-9.
18. Połczyńska M, Japardi K, Curtiss S, et al. Improving language mapping in clinical fMRI through assessment of grammar. NeuroImage: Clinical. 2017;15:415-27.

19. Sporns O. The human connectome: a complex network. Annals of the New York Academy of Sciences. 2011;1224(1):109-25.
20. Gelman R. Cognitive development. Annual Review of Psychology. 1978;29:297-332.
21. Kupfer MCM et al. Valor preditivo de indicadores clínicos de risco para o desenvolvimento infantil: um estudo a partir da teoria psicanalítica. Latin American Journal of Fundamental Psychopathology. 2009;6(1):48-68.
22. National Institute of Child Health and Human Development Early Child Care Research Network. The relation of child care to cognitive and language development. Child Development. 2000;71(4):960-80.
23. Wellman HM, Gelman SA. Cognitive development: foundational theories of core domains. Annual Review of Psychology. 1992;43(1):337-75.

7

A voz humana: a palavra cantada dos inícios

Regina Maria Rahmi

INTRODUÇÃO

A melodia antecede o significado das palavras, ela protege e embala o recém-nascido. Os vários sons emitidos por meio do afeto fazem contato e dão notícias de sua existência.

Tum tum tum... bate o coração! Esse é o primeiro sinal de que há vida. O som do coração, o pulsar da placenta e os ritmos do corpo da mãe é que promovem a tessitura da moldura do ser humano. Durante a gravidez o corpo da mulher se torna habitado por outro ser, que está se desenvolvendo dentro dela, imerso em sons do corpo, ao ritmo de alternância atividade/não atividade, estados de vigília/sono, motilidade: vai então ganhando contornos e formas.

As vozes materna e paterna nas dimensões sonoras, vibratórias, musicais e também através das palavras aparecem na relação com o *infans* mesmo antes de sua chegada ao mundo.

Em 1914, Freud, na obra *Sobre o narcisismo: uma introdução*, diz que "sua majestade o bebê" foi sonhado quando ainda estava no ventre e já antes de se fixar ali pela mãe, o pai e todo o grupo familiar. O filho é sonhado como portador da esperança de concretizar os sonhos não realizados daqueles que o precederam e o geraram.[1]

Quando o bebê pode ser sonhado por seus pais, ele começa a ter espaço e lugar. Nesse momento, o *infans* não está separado daqueles que juntos formam seu "berço psíquico".[2]

A vinda ao mundo inscreve o bebê na trama onírica inconsciente da família.

Um bebê não pode existir sozinho, essencialmente é parte de uma relação. O desamparo físico e emocional o torna dependente para encontrar uma mãe que o acolha e se adapte para atender a suas necessidades emocionais e físicas.

Esse vínculo primevo que se dá entre o bebê e sua mãe está imerso em experiências emocionais e sensoriais: boca, mamilo, cheiro, cuidado e voz.

Ao mamar, o bebê desenvolve movimentos até encontrar o seio da mãe, que com seus braços o sustenta; essa experiência de ser sustentado com certa tensão, calor, odor, prazer, assim se constitui o que chamamos de conforto, quando se estabelece um vínculo de confiança.

A cuidadora, em estado de devoção e intensa sensibilidade, identifica-se com a condição de vulnerável do *infans*, tornando-se também vulnerável; aos poucos, vai conhecendo seu filho e adaptando-se às suas necessidades. Esse estado regressivo cria a possibilidade de se comunicar e falar *a* linguagem do afeto. Une-se a ele, é como se fossem um só, em uma temporalidade rítmica que se dá entre as necessidades do *infans* e a oferta da mãe.

A experiência de ilusão não apresenta precocemente a realidade, ocorrerá gradualmente em vivências de continuidades e descontinuidades.

Essa prática nutre as tendências criativas do bebê, que incorpora as capacidades da maternagem sensível e integradora.

A experiência subjetiva de estar vivo em um vínculo de confiança gera a capacidade de acreditar, esperar e ter esperança.

A construção do vínculo entre uma mãe e seu bebê pode ser vista como uma história de encontros e desencontros, continuidades e descontinuidades, harmonias e desarmonias.

A importância do vínculo é central nesse momento, não existe mãe sem bebê, nem bebê sem mãe; nessa relação ambos se constituem, ou seja, ambos se tornam diferentes daqueles que eram antes dessa relação. Nessa experiência de nascimento também nascem uma mãe, um pai e toda uma cadeia geracional se reposiciona, novos lugares de parentesco, irmãos, avós, tios...

Alguns autores mencionam a linguagem primitiva como preponderante da constituição da voz humana.

Didier Anzieu[3] oferece uma importante contribuição a respeito das experiências sensoriais. Segundo ele, é quando se constitui o primeiro espaço psíquico, o primeiro encantamento, onde não existe a diferença entre o *self* e o ambiente. Nesse estado o bebê pode experimentar uma primeira harmonia, ele pode ser tranquilizado ou estimulado pelo meio ambiente, isto é, pela mãe ou pelo grupo familiar ao qual está ligado.

O envelope sonoro inclui ruídos exteriores, barulhos que brotam do corpo, choro, movimentos e a voz humana falada ou cantada. O espaço entre o seio e a boca é um espaço abrigado onde circulam ruídos, ecos e ressonâncias. Os espaços visuais, espaço tátil, locomotor posterior, introduzem a diferenciação entre o que é bebê e o não familiar, entre o *self* e o outro.

Isso ocorre antes do olhar e sorriso da mãe que cuida e oferece à criança a imagem visual de si para ser interiorizada no *self*. O banho melódico que a voz da mãe oferece constitui o primeiro *espelho sonoro*,* quando a voz materna acalma balbucios e choros.

Entretanto, podem existir falhas do espelho sonoro:

- Se houver uma discordância entre o que o bebê sente, espera ou exprime e o que a função materna compreende.
- Aparece uma inadequação; por vezes, é insuficiente, excessiva ou passa de um extremo a outro de forma incompreensível para o bebê; surgem rupturas na função de paraexcitação nascente.
- A impessoalidade: a função materna não orienta o bebê sobre o que ele sente nem sobre o que sua mãe sente por ele. O bebê fica inseguro se sentir que para sua mãe ele é apenas uma máquina de brincar na qual se aperta um botão ou se introduz um programa. Às vezes a mãe fala sobre si própria na frente dele, mas não sobre ele, com voz alta ou em um distanciamento interior; esse banho de palavras ou de silêncio faz a criança se sentir sem importância para a mãe.

Segundo Winnicott,[4] o precursor do espelho é o rosto da mãe; o bebê depende das respostas faciais da mãe ao olhar seu rosto; isso produzirá na criança uma imagem de si que lhe seja visualmente perceptível, interiorizada, assim ela poderá formar seu próprio sentimento de *self*.

Ele considerou o balbuciar um fenômeno transicional. A voz da mãe e suas cantigas constituem um banho melódico que oferece ao bebê o primeiro espelho sonoro, e ele responde com seus balbucios, choros (e a voz materna acalma em resposta); depois, pela oferta de brincadeiras e jogos de articulação de fonemas. A musicalidade está associada a uma qualidade de ligação afetiva.

Existe uma importante relação entre os sons da fala da mãe e as contribuições de Bion. Na vida intrauterina, os sons e o ritmo de vida da mãe

* Espelho sonoro é um termo cunhado por Didier Anzieu (1985) baseado no conceito da função especular da mãe, "o precursor do espelho é o rosto da mãe"; nas formulações de Winnicott, está no livro *O brincar e a realidade*.[4]

oferecem a primeira moldura do humano em relação ao desenvolvimento do bebê. Na cesura do nascimento, Bion enfatiza que existe a busca de um continente afetivo que possa tolerar e conter os aspectos primitivos e caóticos do funcionamento da mente. Acrescenta também a função *Rêverie* da mãe, que, além de acolher, nomear os afetos, estados de ânimo, metaboliza as experiências emocionais e oferece algum sentido àquilo que é vivido. Assim, torna-se necessária outra mente que transforme as emoções em algo que possa ser pensado e sonhado.[5]

Piera Aulagnier concebe que o indivíduo está predeterminado por vínculos anteriores a seu nascimento. O sujeito começa a ser na mente da mãe antes de nascer. Nesse olhar de Aulagnier, existe uma comunicação mais primitiva, há formas de encontro da dimensão intersubjetiva, no vínculo entre eles, que antecedem a linguagem verbal.

Ela reconhece a importância da mãe na estruturação da psique do bebê, o que envolve mímicas, olhares, gritos, sorrisos, odores; o conjunto de contatos sensoriais que dão suporte e sustentação da mãe e do bebê. Instaura-se no momento do colo, do amamentar, no banho e na hora de dormir, mas também na hora do choro, quando a criança precisa ser trocada; em suma, em todos esses momentos de prazer e desprazer para o bebê. É por meio dessas experiências que a mãe leva o *infans* a falar; ele também se constitui pela fala, e é por meio dessas vivências que ele sustenta a mãe na fala.

Nessa função, a presença e a atividade falante da mãe formam um porta-palavras externo, que modula a organização libidinal e narcísica do corpo do bebê e participa da estruturação de seu aparelho psíquico.

Outra função do porta-palavras exercida pela mãe ou por quem ocupa sua função materna seria a de que ela leva a fala que recebeu de outro, geralmente o pai ou alguém que exerce a função paterna, quando ela anuncia as regras, as leis e as interpretações que faz a esse respeito. Importante lembrar que, ao lado da mãe, existe um pai e, ao lado do pai, uma família.

BANHO DAS MELODIAS E PALAVRAS

> Nana nenê... nana nenê... que a cuca vem pegar...
> Papai foi na roça... mamãe foi trabalhar...

A mãe, através da melodia, nina seu bebê, que fica envolvido por sua presença, encantado com o som de sua voz e seu ritmo; criam-se uma experiência de estarem em continuidade e um ambiente que modula os estímulos, promovendo tranquilidade. Entre claro e escuro, a mãe canta; o som é de melodia rítmica que acalenta, entretanto a letra alerta para uma separação que virá depois, porque "papai foi na roça e mamãe foi trabalhar...".

Conciliar o sono, para que o sonho possa ocorrer, exige a melodia que harmoniza, dando sustentação na hora do choro e do desespero, e a mãe também vai apresentando o mundo ao bebê ao colocá-lo no berço.

Um bebê pode estar chorando muito bravo; sua mãe se aproxima, faz algumas tentativas... ele continua chorando. Aos poucos ela vai entrando em contato com o sofrimento dele e diz: "Que mamãe malvada, deixou o bebê tão sozinho!".

Ela o acolhe, abranda o caos criado pela espera, nomeia o fato e dá um sentido ao que aconteceu. Aos poucos ele poderá ouvir e se acalmar, internalizando essa experiência.

Por outro lado, podemos pensar que também existe uma dialética quando a mãe olha e fala, pois no dizer de Winnicott[4] o rosto da mãe é o primeiro espelho que diz ao bebê quem ele é; e este diria: "Ei, essa raiva não é minha, é o seu desamparo!". A braveza é o sentimento que surge do desamparo de estar colado e descolado.

No mundo arcaico, as experiências estão imersas em um mundo sensorial e deixam traços; aos poucos, por meio do vínculo de presença com a mãe, ou de alguém que exerça essa função, de acolher os estados primitivos, nomeá-los e dar um sentido àquilo que é vivido, existe a introjeção dessa função; o bebê poderá se nutrir dela e desenvolver a capacidade de simbolizar e sonhar.

REFERÊNCIAS BIBLIOGRÁFICAS

1. Freud S. Freud (1914-1916): obras completas: introdução ao narcisismo, ensaios de metapsicologia e outros textos. v.12. São Paulo: Companhia das Letras; 2010.
2. Kaës R. A polifonia do sonho. São Paulo: Ideias & Letras; 2004.
3. Anzieu D. O eu pele. São Paulo: Casa do Psicólogo; 1989.
4. Winnicott DW. O brincar e a realidade. Rio de Janeiro: Imago; 1975.
5. Bion WR. O aprender da experiência. Rio de Janeiro: Imago; 1991.

8

A palavra, a família e os bebês

Malka Birkman Toledano

Para pensar o lugar da família na clínica, antes devo esclarecer que entendo que não haja uma única forma de atuação fonoaudiológica,[1] mas diversas possibilidades que norteiam a construção do pensamento clínico. Ele é orientado e sustentado em três pilares, sendo estes as respostas das seguintes perguntas: O que é o sujeito? O que é o sintoma? O que é linguagem?

Sendo a clínica fonoaudiológica diversa em sua formação, sobretudo do ponto de vista de seus pressupostos e paradigmas, para efeito didático, proponho distingui-la em duas grandes linhas que organizam o pensamento clínico: a da dialética (ou subjetividade, que exige interpretação) e a do cartesianismo (ou da objetividade, noção de causa-efeito).

Para o pensamento cartesiano (objetividade, ou pensamento empírico), as respostas a essas perguntas/pilares são:

- Sujeito: é o paciente, o indivíduo, que funciona de acordo com as regras da consciência.
- Sintoma: aquilo que o paciente manifesta e que traz como queixa. É transparente, não é passível de interpretação. Há como pressuposto uma comunicação clara sobre o mal que acomete o paciente. Queixa e demanda são entendidas como sinônimos, pelo que seja dito pelo próprio paciente ou por intermédio de um informante ideal.
- Linguagem: é sinônimo de comunicação, de comportamento verbal, equivalente a fala.

Para o pensamento dialético (ou da subjetividade):

- Sujeito: é o paciente, que funciona sob a égide do inconsciente, sendo a consciência uma parte desta estrutura mental: psíquica e de linguagem.
- Sintoma: é uma produção do sujeito que tem como resultado um incômodo que atrapalha seu amadurecimento e, ao mesmo tempo, compõe sua estrutura. Ele é opaco, não é evidente, não é compreendido exclusivamente pelo que é dito pelo paciente ou por seus cuidadores, mas pela interpretação do que se apresenta, pelos efeitos de sentido entre as camadas explícitas e implícitas dos discursos de diversas fontes, pela demanda.
- Linguagem: é a estrutura que dá suporte para a produção da fala. Ela é opaca, difusa, demandando interpretação. É o feixe de uma construção altamente complexa que se forma em uma conjunção entre o aparato físico, subjetivo e oportunidades ambientais. Nessas condições, a fala é o resultado da estruturação desse sistema de linguagem.

A clínica fonoaudiológica tem sua primeira herança advinda da clínica médica, e esta, por conseguinte, tem bases marcadas na clínica do empirismo.

Essa clínica estabelece sua base nas relações de causa e efeito, sintoma, marca no corpo, correspondência direta entre o que se diz e o que se observa, escolha de um informante ideal que transmite a verdade sobre a história do paciente, determinação prévia de ordem de importância da narrativa sobre os fatos traçada pela anamnese, criando um roteiro predefinido e grifando, com antecedência, a importância deles. Um dos objetivos da anamnese é, por meio dessa investigação, encontrar um quadro nosológico que contemple o mal que acomete o paciente, visando ao melhor enquadramento e ao mais adequado tratamento.

Quando invertemos essa lógica e entendemos que quem privilegia a ordem e a importância dos fatos é quem traz o caso, passamos a ter uma investigação clínica por meio da escuta daquilo que move o sujeito: do desejo.

Escutar e interpretar o desejo vai além de uma busca de correspondência entre queixa e nosologia. Diz não apenas da dor, do sofrimento, da busca, mas também revela a forma como vivem os sujeitos, como se reestruturam e como se relacionam.

Em outras palavras, não se trata de dar nomes às doenças, mas de dar sentidos e formas às diferentes possibilidades de estruturação para a vida. E isso vai além das categorias preexistentes, porque é algo singular.

Evidente que não se trata de ignorar ou negligenciar a nosologia; isso seria um grande equívoco. Trata-se de integrar essas leituras (sobre o que é geral e o que é particular), considerar as singularidades da trama e entender qual o efeito do sofrimento (do mal-estar, ou da doença) em cada cenário de funcionamento de linguagem e psíquico.

E na clínica fonoaudiológica de bebês e crianças que não falam, quem é o sujeito? Como e onde identificar o sintoma? Onde se captura a linguagem?

Penso que na família e na própria criança.

Família não é um agrupamento de pessoas que divide as chaves da mesma casa, mas sim um grupo de pessoas que se une e segue junto em nome de desejos comuns a seus membros. Portanto, a noção de família e de como ela se constitui é bastante heterogênea.[2]

Nas famílias com bebês é fundamental que haja sujeitos dispostos a exercer as funções materna e paterna, ditas por Winnicott.[3] Lembrando que funções são variantes, como a função de x e a função de y na matemática, podendo ser ocupadas por qualquer sujeito que assuma essas funções: pai, mãe, avós, tios, cuidadores, irmãos e babás. Funções essas capazes de oferecer contorno, cuidados, conforto, investimento, colo, palavra, silêncios, ritmos e movimentos.[4,5]

A investigação dos bebês é feita por meio das palavras da família. Não podemos apagar dados, higienizar reações por não serem transparentes, claras e objetivas porque muitas vezes não sabemos exatamente onde alojá-las.

Sustentar as lacunas do que a princípio não faz sentido integra o processo de interpretação. O sentido não é tido de imediato, muitas vezes ele se apresenta *a posteriori*.

Quando iniciei minha carreira como clínica, há 25 anos, havia uma tendência a separar as crianças dos cuidadores já nas primeiras sessões, mesmo que fosse com objetivo de avaliação.

Sem qualquer vínculo possível entre mim e a criança, e ainda muito incipiente entre mim e a família, ela seria separada de seus cuidadores a fim de que eu pudesse observá-la sem tantas interferências. Não era incomum eu observar pais bastante desconfortáveis ao me entregarem seus pequenos e, como resposta, crianças chorosas, angustiadas, entrando em outro circuito de sofrimento, fazendo mais uma camada sobre o sofrimento original (a questão da linguagem): o da separação, quase compulsório, de seu cuidador de referência.

Como intervir, investigar, atuar, observar e avaliar uma criança distante de sua situação, muitas vezes, a mais comum, junto a seus cuidadores?

Notando o desconforto evidente de todas as partes e a artificialidade criada, buscando investigar o que havia de disfuncional, o que se observava era outro mal-estar criado decorrente de uma tentativa falida de higienização de dados. Isolar crianças pequenas de seu ambiente favorável em nome de uma assepsia de dados clínicos era algo comum e necessário no campo dos saberes sobre o corpo.

Nossa herança da clínica médica produzia essa separação, inspirada na prática referida a órgãos, dentes, em procedimentos cirúrgicos, por exemplo, em que se cria um campo de observação, destacando apenas o que se deseja ver e evitando ao máximo possível a contaminação das outras partes. Mas com gente é diferente. A linguagem não é um órgão ou uma parte do corpo passível de isolamento, assim como o bebê não existe sem sua rede de cuidados.

A linguagem, assim como os bebês, só se constitui na integração entre as partes: sistema sensório-motor, perceptivo, auditivo, visual, sinestésico, tátil, proprioceptivo, emocional e ambiental.

Para fazer uma investigação de linguagem, temos que considerar a natureza do objeto de estudo. A linguagem só se constrói no bojo da relação com o outro. Não há linguagem sem o outro. Não há bebê sem cuidados, considerando a condição de desemparo fundante do bebê humano no mundo.[6]

Na minha prática clínica, partindo de todos os princípios trazidos anteriormente, convido quem se sentir convocado a participar das consultas. Desde a primeira entrevista, no primeiro contato com as famílias, convido os responsáveis para virem (e cabe a quem escuta essa solicitação determinar quem virá apresentar o caso), afinal quem sou eu para determinar com antecedência quem importa nessa história que está chegando? Como posso saber de antemão quem faz qual função?

Abrir as portas para receber a família, não como um apêndice, mas como parte relevante da estrutura da clínica de bebê e criança pequena, é rotina clínica na construção da avaliação, diagnóstico, tratamento e alta.

Receber, escutar, acolher a família de um bebê, nesse momento, pode ser entendido como sinônimo dos cuidados do bebê.

Para encerrar, lembro de um comentário clínico que se repetia muitas vezes no atendimento a esse público: "Também, com essa mãe, como vamos conseguir progredir o tratamento?".

Essa é justamente a questão. Essa é a mãe que o bebê tem. Ela também não está conseguindo fazer diferente e tem, sim, algo dificultoso e que se (re) apresenta na relação mãe-bebê. Ao invés de ser negligenciada, a questão deve ser trazida para a cena clínica fonoaudiológica e trabalhada nessa dimensão.

Trabalhar com linguagem é atuar na trama altamente complexa em que ela se estrutura, entre: corpo, linguagem, relações intrapsíquicas e interpsíquicas.

A função da família com sua implicação no desenvolvimento do bebê não é parte acessória do trabalho clínico, é central.

Ter ferramentas e condições técnicas de conceber a família no bojo do atendimento com os pequenos é peça fundamental para o bom desenvolvimento do trabalho. Para um bebê crescer e se desenvolver não basta atuar no e com o bebê, precisamos cuidar e ampliar seu ninho.

Defino a clínica fonoaudiológica como uma clínica de palavras. Palavras ditas, pensadas, lidas, escritas, silenciadas, interrompidas, mal ditas, interditadas, inter-ditas.

Palavras que quando revestidas por forma se chamam sintaxe, quando por sentido, semântica. Quando se apresentam no uso prático, pragmática. Quando enredadas no texto, léxico.

Escutar a palavra do outro é tentar capturá-la na trama formada por essas quatro instâncias.

É do laço entre essas quatro instâncias somadas no corpo de um, o corpo do outro, o enlaçamento com a língua (um código possível que traduz experiências em sons com efeito de sentido/significantes e significados), que se forma a linguagem do sujeito e seus sintomas.

A clínica pode ser, muitas vezes, a matriz da palavra, o ponto de partida, a incubadora dos aspectos simbólicos, e para isso é fundamental investir não apenas no surgimento da palavra e da linguagem na boca do pequeno, mas na palavra do adulto que cuida. As palavras, na boca do narrador, muitas vezes chegam machucadas, travadas, chorosas, angustiadas, entrecortadas, impedidas de serem produzidas diante do pavor de tantas hipóteses diagnósticas que se apresentam nos tempos atuais.

Trabalhar com bebês e crianças pequenas requer o entendimento dos processos de subjetivação que alicerçam as formações das famílias e dos bebês, uma vez que a família é porta-voz do bebê e o bebê é porta-voz da família.

REFERÊNCIAS BIBLIOGRÁFICAS

1. Cunha MC. Fonoaudiologia e psicanálise: a fronteira como território. São Paulo: Plexus; 2001.
2. Roudinesco E, Telles A. A família em desordem. Rio de Janeiro: Jorge Zahar; 2003.
3. Dias EO. A teoria do amadurecimento de D. W. Winnicott. 4.ed. DWW Editorial; 2021.
4. Winnicott DW, Safra G. Bebês e suas mães. São Paulo: Ubu; 2020.
5. Winnicott DW. O brincar e a realidade. São Paulo: Ubu; 2020.
6. Marin IK, Teresa M, Orth R. Quem é o bebê hoje. São Paulo: Blucher; 2022.

9

A criança que come mal, pouco ou diferente

Mauro Fisberg

INTRODUÇÃO

A dificuldade alimentar (DA) é um termo "guarda-chuva" que engloba diversos problemas que afetam negativamente a alimentação da criança, como: aversão a alimentos, recusa da alimentação, neofobia alimentar, restrição a grupos específicos de alimentos, dificuldades com mastigação e deglutição, vômitos, birras e crises de ansiedade durante as refeições, além da preferência por líquidos. Essas dificuldades podem ter diferentes níveis de gravidade, ser transitórias ou persistentes e impactar o estado nutricional, a relação entre cuidadores e crianças e o desenvolvimento psicossocial. As dificuldades alimentares podem surgir em diferentes fases do crescimento e desenvolvimento da criança.

Dificuldades alimentares são aquelas situações em que a criança apresenta menor aceitação alimentar, com possibilidades de levar a consequências físicas, emocionais, familiares, no crescimento e desenvolvimento, dependendo da duração, intensidade, do diagnóstico do problema e da atuação dos profissionais de saúde e da família. Pode ser uma situação passageira ou se apresentar durante todo o crescimento até a vida adulta, surgindo em diferentes fases, como a introdução do alimento complementar, no período da modificação da alimentação infantil para mais sólida, idade pré-escolar, escolar e adolescência.

As dificuldades alimentares podem levar a rigidez nas preferências, aversões, pânicos e fobias em relação à escolha dos alimentos ou formas de preparação, alterando a rotina familiar e social. Muitos dos problemas podem derivar da atitude familiar, com famílias com comportamentos disruptivos, excesso de controle, dificuldades de estabelecer limites ou muito permissivas ou até comportamentos negligentes.

A falta de referenciais que proporcionem um ambiente de educação alimentar e nutricional pode corroborar a manutenção de hábitos inadequados na infância. Culpa, falta de preparo, educação, medos e famílias nucleares sem experiência, ou com padrões corporais de risco, podem ser elementos de perigo.

Estima-se que de 25 a 40% dos lactentes e crianças pequenas saudáveis apresentem algum sintoma de problema alimentar. Quando a análise é de crianças com doenças orgânicas relacionadas ao desconforto gastrointestinal e problemas de desenvolvimento, como prematuridade e baixo peso ao nascer, o índice oscila entre 33 e 80%; vale ressaltar que esse grupo é propenso a dificuldades alimentares mais intensas. Estudo recente mostra que, em amostra representativa de mães com problemas alimentares, aproximadamente metade das crianças apresenta dificuldades na alimentação.

No Brasil, apesar de estudos escassos na área, há dados que corroboram essa estatística, com prevalência de 37% de DA em crianças abaixo de 6 anos na região Nordeste do país e de 43% na região Sudeste, em São Paulo.

CLASSIFICAÇÃO DAS DIFICULDADES ALIMENTARES

Com a finalidade de organizar os conhecimentos existentes, Kerzner et al.,[1] em duas publicações, propuseram uma classificação baseada em características organizadas em categorias que norteiam o diagnóstico. Segundo os autores, a maioria dos casos estaria enquadrada em uma das situações a seguir:

- Interpretação equivocada dos pais: situação em que os pais interpretam que a criança come pouco, mas na verdade sua alimentação está de acordo com suas necessidades nutricionais e calóricas.
- Criança agitada com pouco apetite: crianças agitadas apresentam, em sua maioria, baixo apetite ou recusa alimentar, em razão de estarem mais interessadas nos estímulos do ambiente (brincar e relacionar-se com pessoas) do que propriamente na alimentação. Ao manifestarem fome, saciam-se rapidamente e se "desligam da refeição após poucas garfadas, sendo difícil mantê-las à mesa". Esse perfil é o que mais frequentemente pode levar a comprometimento nutricional e à deficiência de macro e micronutrientes. Usualmente, crianças muito agitadas podem

ser confundidas com portadoras de transtorno de déficit de atenção e hiperatividade ou outros diagnósticos e devem ser diferenciadas clinicamente, especialmente se associadas a transtornos de atenção, problemas motores ou degenerativos. No entanto, a maior parte dessas crianças é somente muito ativa, bem alerta, curiosa e tem pouco interesse pela alimentação. A falta de controle e percepção familiar sobre o problema são condições frequentemente associadas.

- Crianças emocionalmente comprometidas ou negligenciadas: crianças com quadro de apatia ou problemas de vínculo com a mãe e/ou a família, fazendo com que a apatia reflita no desinteresse pela comida e pelo processo de se alimentar. Atualmente, a terceirização excessiva de cuidados, a escolarização precoce ou a delegação a cuidadores não adequados tem levado a maiores riscos para a alimentação de crianças mais suscetíveis. Mais recentemente, passou-se a trabalhar com o conceito de "não envolvimento", em que os pais têm pouca interatividade com seus filhos. Esse aspecto pode estar relacionado à terceirização de cuidados, com delegar responsabilidades a outros cuidadores com supervisão adequada por motivos profissionais ou necessidade de ausência dos pais (terceirização responsável) ou simplesmente a terceirização total de cuidados, com a presença de escola, babás, crianças mais velhas, com menor interação na alimentação (terceirização não envolvida).
- Fobia alimentar: em geral, ocorre em crianças que sofreram algum tipo de trauma relacionado ao sistema digestório. São exemplos: procedimentos invasivos, intubação, sondagem nasal ou orofaríngea, acidentes como engasgo, asfixia, sufocação ou outras situações que tenham causado grande desconforto (como vômitos, que aparecem especialmente ao serem alimentadas de maneira forçada). Usualmente são crianças que mostram comportamento bastante agressivo ao serem confrontadas com alimentos específicos, utensílios e às vezes ao próprio cuidador, com reações de ansiedade, sudorese, taquicardia, posições extremas de coluna, palidez e pânico total. Quando afastadas do fator agressor, podem ter comportamento adequado e mesmo ingerir alimentos diferentes de forma muito tranquila.
- Choro que interfere na alimentação: quadro específico do lactente nos primeiros meses de vida, que apresenta choro difícil de ser controlado, o que faz com que a mãe tente alimentá-lo constantemente, acreditando que a causa do choro é fome. Refere-se, na maioria das vezes, à presença de cólica intensa que usualmente tem curta duração (em média 3 meses) e por isso não se considera como quadro específico de dificuldade

alimentar clássico. É necessário descartar outras causas de choro intenso e repetitivo, como a constipação intestinal, o refluxo gastroesofágico e as alergias alimentares, mesmo na fase da chamada cólica funcional. A ocorrência da cólica implica a avaliação de negativismo, técnicas inadequadas de alimentação ao peito ou fórmula e aspectos emocionais da lactante e da família.

Para efeitos pediátricos, o profissional de saúde deve tentar avaliar de forma inicialmente dicotômica se a criança apresenta ou não uma doença orgânica como causadora do problema ou como fator agravante de uma alimentação inicialmente adequada que foi se modificando por situações ambientais. Como análise de causalidade, podemos dividir a criança com dificuldades alimentares de maneira mais simplificada em:

- Erro de interpretação por parte dos familiares ou profissionais de saúde.
- Doenças orgânicas.
- Situações relacionadas ao entorno ou meio ambiente.
- Restrições de apetite intensa (altamente seletiva).
- Modificações da sensorialidade.
- Presença de doença orgânica: devido à presença de alguma doença orgânica de base, que pode atuar como fator desencadeante. A diminuição do apetite é uma condição frequente de qualquer afecção clínica, sendo usualmente um sintoma que pode persistir até depois da cura. É importante separar condições passageiras e de rápida resolução, como aftas, estomatites e queilites, das sistêmicas, que podem ser agudas ou crônicas. Doenças gastrointestinais, neurológicas, psicomotoras e cardíacas podem ocasionar grande diminuição do apetite. Algumas situações podem ser de difícil diagnóstico inicial, devido à pobreza de manifestações, demandando anamnese e exame clínico detalhado e, algumas vezes, investigação apropriada.
- Ingestão altamente seletiva: situação em que a criança apresenta recusa total ou parcial a determinado(s) tipo(s) de alimento(s) devido a características como cheiro, sabor, textura, aparência ou consistência. Outros aspectos sensoriais costumam estar envolvidos, como baixa tolerância a ruídos ou sujeira e desconforto em manipular produtos de determinadas consistências, como massas de modelar ou cera, pisar em areia e sentir o toque de determinados tecidos ou materiais. A dificuldade pode ser leve, com aversão a poucos alimentos ou grupos específicos, como as frutas ou as verduras, ou ser mais extensa. A criança mostra-se, com frequência, muito contrariada, reagindo de forma

negativa e hostil quando exposta forçosamente aos alimentos que não tolera. A seletividade pode se expressar de maneira mais radical, com a seleção de uma única forma de preparação, marca comercial ou local de ingestão da refeição, apego excessivo à maneira como os alimentos são arrumados no prato, lentidão para comer, extrema resistência em experimentar alimentos novos (neofobia alimentar prolongada ou exacerbada), preferências muito intensas, restrições amplas, além da preferência marcante por líquidos, que são de mais fácil aceitação, incluindo leite e derivados, sucos, alimentos liquefeitos e papas. Esses comportamentos, além de interferirem nas relações familiares, causando conflitos entre pai, mãe e filhos, limitam as atividades sociais e aumentam o risco de alterações de crescimento, deficiências de vitaminas e minerais, infecções de repetição, perda exagerada de peso, problemas no aprendizado, ou mesmo obesidade.

As dificuldades de alimentação em crianças, geralmente chamadas de transtornos da alimentação pediátrica (TAP), abrangem uma série de problemas clínicos que podem afetar significativamente a saúde e o desenvolvimento de uma criança. Esses distúrbios são caracterizados pela incapacidade ou recusa em ingerir determinados alimentos, o que pode ser devido a uma variedade de fatores, incluindo disfunção neuromotora, problemas psicológicos ou uma combinação desses fatores. A complexidade do TAP exige uma abordagem multifacetada para o diagnóstico e o tratamento, envolvendo avaliações médicas, nutricionais e comportamentais.

De acordo com Goday et al.,[2] a classificação clínica dos TAP é estruturada para fornecer uma compreensão abrangente do distúrbio, facilitando intervenções direcionadas. Essa classificação é fundamental para diagnosticar e gerenciar o TAP de forma eficaz, garantindo que as crianças recebam o atendimento adequado e adaptado a suas necessidades específicas.

CRITÉRIOS DE CLASSIFICAÇÃO

- Fatores médicos e fisiológicos: os distúrbios alimentares pediátricos (PFD, na sigla em inglês) geralmente envolvem condições médicas como refluxo gastroesofágico, disfagia orofaríngea e outros problemas gastrointestinais. Essas condições podem levar a dificuldades de alimentação, exigindo intervenções médicas como terapia de refluxo gastroesofágico (RGE) ou procedimentos cirúrgicos como fundo plicatura e colocação de tubo de gastrostomia. Além disso, disfunções neuromotoras e anomalias estruturais podem contribuir para problemas de alimentação, exigindo uma avaliação médica completa.

- Aspectos comportamentais e psicológicos: os problemas comportamentais, inclusive os comportamentos aversivos de alimentação e a conduta inadequada na hora das refeições, são componentes importantes do PFD. Esses comportamentos podem se originar de fatores psicológicos ou ser uma resposta a condições médicas. Intervenções comportamentais são frequentemente empregadas para tratar desses problemas. A interação entre pais e filhos durante a alimentação também é fundamental, pois pode influenciar o comportamento alimentar e o desenvolvimento geral da criança.
- Influências ambientais e de desenvolvimento: crianças com deficiências de desenvolvimento correm risco maior de desenvolver PFD. A etiologia do distúrbio geralmente é multifacetada, envolvendo interações entre fatores fisiológicos, médicos, bucomotores e ambientais. Uma abordagem interdisciplinar, incluindo avaliações médicas, nutricionais, fonoaudiológicas e comportamentais, é essencial para uma avaliação abrangente e um plano de tratamento eficaz.

SUBTIPOS DE DISTÚRBIOS DE ALIMENTAÇÃO PEDIÁTRICOS

- Anorexia infantil: caracterizada por falta de interesse em comer e baixo ganho de peso, frequentemente associada a problemas emocionais e de funcionamento adaptativo (Tare ou transtorno alimentar restritivo evitativo).
- Aversões sensoriais a alimentos: envolvem uma forte aversão a determinadas texturas ou tipos de alimentos, que pode estar ligada a problemas de processamento sensorial.
- Transtorno de alimentação associado a agressões ao trato gastrointestinal: esse subtipo está relacionado a condições médicas que afetam o sistema gastrointestinal, exigindo intervenções médicas específicas.

Uma abordagem interdisciplinar é fundamental para diagnosticar e tratar as dificuldades de alimentação. Isso envolve a colaboração entre os profissionais de saúde, inclusive pediatras, nutricionistas, terapeutas ocupacionais, fonoaudiólogos e psicólogos, para abordar a natureza multifacetada do distúrbio. Essa colaboração garante que todos os aspectos das dificuldades de alimentação da criança sejam considerados, levando a estratégias de tratamento mais eficazes e abrangentes.

Embora a classificação dos transtornos alimentares pediátricos de acordo com Goday[2] forneça uma estrutura para diagnóstico e tratamento, é essencial reconhecer a natureza dinâmica dos distúrbios alimentares. O sistema de classificação está em constante evolução, com pesquisas em andamento e observações clínicas que contribuem para uma compreensão mais profunda desses distúrbios. Essa evolução se reflete nas mudanças propostas para os critérios diagnósticos, como os do DSM-5, que enfatizam a importância de considerar tanto os sintomas da criança quanto o contexto do relacionamento entre o cuidador e a criança. Essa perspectiva mais ampla incentiva os clínicos e pesquisadores a permanecerem adaptáveis e receptivos a novas percepções no campo dos distúrbios alimentares pediátricos.

As dificuldades de alimentação são predominantes entre as crianças com deficiências de desenvolvimento, com estimativas que sugerem que até 80% dessas crianças apresentam problemas de alimentação em algum momento. Esses problemas podem ser decorrentes de fatores fisiológicos, médicos, bucomotores e ambientais, o que torna a colaboração interdisciplinar essencial para uma intervenção eficaz.

As práticas de alimentação dos pais desempenham um papel fundamental no desenvolvimento e no controle dos problemas de alimentação. Estudos demonstraram que tanto as variáveis da criança (como idade e condições médicas) quanto as práticas dos pais predizem a variedade da dieta e os problemas de comportamento durante as refeições.

As intervenções familiares comportamentais baseadas em grupos demonstraram eficácia na melhoria dos comportamentos na hora das refeições e na confiança dos pais, destacando a importância de envolver os pais no processo de tratamento.

Os problemas de alimentação em crianças podem ser complexos e multifacetados, geralmente decorrentes de uma combinação de questões orgânicas, como problemas gastrointestinais, alérgicos, cardiovasculares e neurológicos. Esses problemas orgânicos podem causar ou exacerbar as dificuldades de alimentação, afetando o estado nutricional e o desenvolvimento geral da criança.

Os problemas gastrointestinais são predominantes entre crianças com deficiências de neurodesenvolvimento, como a paralisia cerebral, em que a deglutição descoordenada, o refluxo gastroesofágico e a constipação são comuns. Essas condições podem levar à desnutrição e a um crescimento prejudicado.

As alergias alimentares gastrointestinais, principalmente ao leite de vaca, à soja e ao trigo, podem causar sintomas como diarreia, vômito e dor. Essas alergias geralmente exigem dietas de eliminação rigorosas para controlar os sintomas e evitar novas sensibilizações.

As crianças com transtornos do espectro do autismo (TEA) frequentemente apresentam problemas de alimentação, com estimativas que variam de 46 a 89%. Esses problemas podem ser decorrentes de problemas anatômicos, metabólicos ou sensoriais, exigindo avaliações médicas abrangentes.

Problemas cardiovasculares, como insuficiência cardíaca, podem levar à fatigabilidade excessiva, afetando a capacidade da criança de se alimentar de forma eficaz. Isso pode resultar na diminuição da ingestão de alimentos e nas deficiências nutricionais subsequentes.

As doenças sistêmicas crônicas também podem reduzir o apetite, complicando ainda mais a alimentação das crianças afetadas.

As intervenções compensatórias são estratégias essenciais destinadas a gerenciar as dificuldades de alimentação e deglutição, abordando as complexidades que surgem de diversas etiologias e fatores ambientais que afetam o comportamento alimentar. Essas intervenções são frequentemente complementadas por metodologias de reabilitação projetadas para aprimorar as habilidades de alimentação e deglutição, que são cruciais para melhorar os resultados gerais em crianças com distúrbios alimentares. Um programa de alimentação interdisciplinar é vital para um tratamento eficaz, pois reúne profissionais de várias disciplinas para fornecer cuidados baseados em evidências para distúrbios de alimentação pediátricos. Esses programas se concentram em avaliações e tratamentos orientados por objetivos, que podem melhorar significativamente a capacidade de alimentação oral. Nesses programas, técnicas analíticas de comportamento aplicadas são empregadas para modificar os comportamentos alimentares, abordando alguns dos problemas de alimentação mais desafiadores que as crianças enfrentam. As intervenções comportamentais, como a reprogramação de refeições e o enriquecimento de alimentos, também são componentes essenciais do tratamento. Essas estratégias visam modificar o comportamento alimentar da criança, especialmente em casos como a anorexia infantil, em que a falta de apetite é uma preocupação significativa.

A terapia de alimentação, que engloba várias intervenções terapêuticas, foi projetada para ajudar as crianças a desenvolverem padrões e comportamentos normais de alimentação, apoiando ainda mais suas necessidades nutricionais. Em alguns casos, podem ser necessárias intervenções farmacológicas.

O tratamento com zinco surgiu como abordagem terapêutica promissora para o controle das dificuldades de alimentação, principalmente em populações pediátricas. A suplementação de zinco pode tratar as deficiências subjacentes que contribuem para esses desafios, melhorando assim a ingestão nutricional e estimulando o apetite em crianças com dificuldades de alimentação. Além disso, o zinco é reconhecido como um micronutriente essencial no tratamento pediátrico, principalmente para tratar de problemas gastrointestinais que geralmente acompanham as dificuldades de alimentação. De modo geral, a suplementação de zinco não apenas ajuda no controle das dificuldades de alimentação, mas também melhora os resultados gerais de saúde das crianças afetadas.

Por fim, um plano de tratamento clínico abrangente para as dificuldades de alimentação deve incorporar intervenções compensatórias e de reabilitação, colaboração interdisciplinar, estratégias comportamentais, suporte farmacológico e a experiência dos diferentes profissionais envolvidos, de acordo com a gravidade do caso, para garantir uma abordagem holística no gerenciamento desses distúrbios complexos.

REFERÊNCIAS BIBLIOGRÁFICAS

1. Kerzner B, Milano K, MacLean WC, Berall G, Stuart S, & Chatoor I. (2015). A practical approach to classifying and managing feeding difficulties. Pediatrics, 135(2), 344-353. https://doi.org/10.1542/PEDS.2014-1630.
2. Goday PS, Huh SY, Silverman AH, et al. (2019). Pediatric feeding disorder: consensus definition and conceptual framework. Journal of Pediatric Gastroenterology and Nutrition, 68(1), 124129. https://doi.org/10.1097/MPG.0000000000002188.

BIBLIOGRAFIA CONSULTADA

3. Andersen MN, Dempster R, Dempster R, et al. Pediatric feeding disorders. 2020. https://doi.org/10.1007/978-3-030-35598-2_18.
4. Fisberg M, Gioia N, Maximino P. Transgenerational transmission of eating habits. Jornal de Pediatria. 2024;100:S82-S87.
5. Fisberg M, Maximino P. Criança que come mal: atendimento multidisciplinar. A experiência do Cenda do Instituto Pensi. Barueri: Manole; 2021.
6. Fontanezi NM, Maximino P, Machado RHV, et al. Association between parental feeding styles, body mass index, and consumption of fruits, vegetables and processed foods with mothers's perceptions of feeding difficulties in children. BMC Pediatrics. 2024;24:1-7.
7. Gioia N, Maximino P, Nogueira L, et al. Doenças orgânicas, parâmetros bioquímicos e antropométricos em crianças com dificuldades alimentares. Saúde e Desenvolvimento Humano. 2024;12:1-13.
8. Kachani AT, Maximino P, Fisberg M. Como lidar com a seletividade alimentar infantil. v.1. São Paulo: Hogrefe; 2022.

9. Linscheid TR. Behavioral treatment of feeding disorders in children. 1998. https://doi.org/10.1007/978-1-4615-5323-6_18.
10. Mahoney LB, Rosen R. Feeding problems and their underlying mechanisms in the esophageal atresia-tracheoesophageal fistula patient. Frontiers in Pediatrics. 2017.
11. Milano K, Chatoor I, Kerzner B. A functional approach to feeding difficulties in children. Current Gastroenterology Reports. 2019. https://doi.org/10.1007/S11894-019-0719-0.
12. Owen C, Ziebell L, Lessard C, et al. Interprofessional group intervention for parents of children age 3 and younger with feeding difficulties: pilot program evaluation. Nutrition in Clinical Practice. 2012.
13. Ricci R, Maximino P, Nogueira LR, et al. Tactile and smell/taste sensitivity and accepted foods according to sensory properties: a cross-sectional study with children from a reference center in feeding difficulties. Revista de Nutrologia / International Journal of Nutrology. 2024;17:1-8.
14. Saure C, Zonis L, Sanguineti XG, Kovalskys I. Feeding difficulties in childhood: a narrative review. Archivos Argentinos de Pediatría. 2024.
15. Yang HR. How to approach feeding difficulties in young children. Korean Journal of Pediatrics. 2017.
16. Zhu V, Dalby-Payne J, Dalby-Payne J. Feeding difficulties in children with autism spectrum disorder: aetiology, health impacts and psychotherapeutic interventions. Journal of Paediatrics and Child Health. 2019.

10

O que a amamentação e a alimentação têm a ver com o desenvolvimento infantil?

Roseane Rebelo S. Meira

Antes de pensar em qualquer ponto sobre a alimentação do bebê, é necessário esclarecer que a chegada de um bebê na vida de uma família, sendo o primeiro filho ou não, sempre será única. Além disso, um bebê sempre traz à tona o fato de que não temos controle sobre tudo que acontece a nossa volta. Então, se for preciso escolher algo para dizer a quem embarcou na grande e deliciosa, mas desafiadora, aventura de criar filhos, serão estes dois pontos: respeitar e entender a particularidade de cada um com sua história a ser construída e, ao mesmo tempo, não cair na armadilha que vai conseguir controlar tudo.

Dito isso, vamos levantar algumas reflexões sobre os principais temas que levam as famílias a buscarem ou não um atendimento fonoaudiológico quando enfrentam alguma dificuldade na alimentação.

Falar sobre a relação entre alimentação e o desenvolvimento infantil tem sido uma alegria, pois vem da construção de muitos saberes, estudos e da experiência adquirida nos atendimentos dos bebês e suas famílias.

A alimentação é um processo, e a amamentação será inaugural nesse processo para a maioria dos bebês. Vários elementos, como sensação de fome e saciedade, sono e vigília, serão construídos nessa fase, por meio das relações que os pais/cuidadores estabelecem com o bebê. Alguns fatos da clínica e da literatura permitem entender que determinados comportamentos ou situações podem favorecer ou prejudicar esse processo, podendo gerar repercussões para a vida futura do bebê em vários aspectos, inclusive na relação com a alimentação e com as pessoas que o alimentam.

Muitas famílias, quando chegam ao consultório com alguma queixa no aleitamento, quer seja via peito ou algum outro utensílio, relatam que se planejaram bastante para o parto, mas não se preocuparam tanto com a fase da amamentação, porque julgavam ser algo natural.

Então, é importante iniciarmos nossas pontuações pelo princípio de que a alimentação do ser humano não acontece por instinto e não é algo que se desenvolve de maneira natural. Não basta "sentir fome" para querer comer, até mesmo porque a própria sensação de fome é algo que não nasce com o bebê, mas será aprendido aos poucos.

A alimentação é um ato extremamente complexo que envolve muitos sistemas do nosso corpo e se desenvolve gradualmente, por meio de experiências. Ou seja, só se aprende a mamar mamando, só se aprende a comer comendo. E a palavra é exatamente esta: aprender.

Na gestação, o bebê recebe estímulos de diferentes sabores através da placenta e do líquido amniótico.[12,13] Ainda dentro da barriga, na vida intrauterina, o bebê começa a praticar a deglutição muito cedo, por volta da nona semana, e depois a sucção. No momento do nascimento, se tudo estiver bem, ele será capaz de sugar, respirar e engolir ao mesmo tempo, tendo a possibilidade de mamar, transferindo o leite do peito ou de algum outro utensílio para sua boca e se alimentar com segurança.

A sucção, que inicialmente se apresenta como um reflexo, ao longo do tempo e com muito treino passa a ser voluntária (entre 2 e 4 meses).

Quando o bebê chega ao mundo, muitas coisas estão acontecendo com ele e sua mãe. A mãe vem de um trabalho de parto, o puerpério, dar de mamar, descida do leite, primeiras mamadas, adaptação. Nesse processo de amamentação pode haver dores e/ou fissuras nos mamilos, preocupação com o ganho de peso, adaptação à nova rotina etc. Por sua vez, o bebê, que estava em um meio aquático e protegido, tem o nascimento, a gravidade agindo sobre seu corpo e muitas novas informações. A lista para os dois é imensa e não termina por aqui. Então, é esperada uma série de adaptações da nutriz, que vai alimentar o bebê, e uma adaptação do próprio bebê, que precisa dar conta de fazer uma boa sucção, transferir um volume adequado de leite do peito ou de algum outro utensílio para sua boca e seu estômago.[1] Se o bebê está mamando no peito, pode ser mais difícil visualizar o quanto ele está mamando,[2] e ainda nos primeiros dias pode ser necessário seguir horários mais rígidos de mamada para garantir um ganho de peso adequado sem poder contar com os sinais de fome do bebê, pelo fato de ser muito novo.

Conforme o peso se estabiliza, a família fica mais segura e a rotina permite maior flexibilização dos horários de mamada, já podendo respeitar os horários de sono e aguardar o bebê chorar e "pedir", sinalizando que está com fome. Mas pode acontecer de o bebê não ter um ganho de peso satisfatório, trazendo angústia e ansiedade, que resultam em maior rigidez da família com os momentos de mamada.

Antes de continuar, vou abrir um parêntese. Qualquer pessoa tem o direito de não querer amamentar, devendo ser respeitada sem julgamentos, acolhida e orientada para tornar esse período de aleitamento o mais saudável possível, tanto no desenvolvimento alimentar quanto na relação com quem alimenta o bebê. Mas eu gostaria de enfatizar aqui as dificuldades das pessoas que desejam amamentar seu bebê e por algum motivo não conseguem.

Neste capítulo pretendo refletir sobre as relações envolvidas no processo de aleitamento, independentemente de serem bebês "de peito" ou alimentados por outros utensílios. Pretendo ater-me às questões envolvidas no aleitamento que podem ser desafiadoras: desde um mamilo machucado, a produção de leite que parece não ser suficiente, as angústias que afligem quem amamenta (alimenta), até uma rede de apoio, tanto na área da saúde como na rotina em casa.

Importante lembrar que, como fonoaudióloga que trabalha com dificuldades na amamentação e alimentação, minhas considerações surgem desse universo em que habito, somado ao trabalho que venho construindo junto às famílias que atendo.

Os benefícios do leite humano são realmente incomparáveis, e isso já está mais que comprovado. Se eu fosse descrever esse dado aqui, teria que usar metade das páginas que me cabem só para dizer sobre os benefícios para o bebê e para quem amamenta. Mas eu gostaria de salientar alguns pontos que tornam a amamentação muito preciosa para o processo alimentar:

- Variabilidade de sabores, fluxo e quantidade. Dependendo daquilo que ingere a pessoa que amamenta, o sabor do leite se modifica, então o bebê já é exposto a diferenças no sabor.
- O leite do peito varia em quantidade algumas vezes ao longo do dia, ou seja, em alguns momentos o bebê pode ter contato com uma produção mais farta e em outros pode ter um pouco menos.
- Durante a mamada o fluxo de leite também pode variar, e isso não necessariamente impactará o ganho de peso do bebê, mas pode influenciar na qualidade alimentar, pois essas informações vão apontando não só para o bebê, mas também para quem o alimenta, já que o processo alimentar é dinâmico. Esse processo vai mostrando para o bebê e sua família que, ao longo do dia, podemos nos alimentar de maneira diferente e ficar bem com isso. Há momentos em que precisamos nos alimentar em maior quantidade, em outros queremos uma refeição mais frugal, e ainda em

outro simplesmente matar a sede. Essa é uma oportunidade para o bebê assimilar gradualmente que ele pode escolher o volume e os momentos de alimentação.

- Se o bebê é alimentado por algum outro utensílio nesse período em que só recebe uma alimentação líquida, geralmente até os 6 meses, pode ser mais difícil para as famílias respeitarem essas variabilidades, principalmente as relacionadas ao volume, até por questões de segurança relacionada ao ganho de peso.
- Muitos autores colocam como fundamental para um bom desenvolvimento do processo alimentar a conexão entre o bebê e quem o alimenta, mas essa conexão não acontece de forma natural e instintiva; pelo contrário, ela é construída,[3] e, no caso de um bebê que ainda não fala como nós, pode ser mais difícil ainda.

Como entender nos primeiros dias ou, em alguns casos, até mesmo nos primeiros meses de vida, se o bebê está saciado? Quanto ele mama é uma pergunta recorrente no meu trabalho com as famílias. E a resposta é que cada bebê é um, e a quantidade de leite ingerida na mamada é individual. Claro que existe uma média de quanto um bebê deve ingerir, mas isso pode variar, e o importante é ser acompanhado por um pediatra que oriente a família e esteja atento aos sinais de fome e saciedade do bebê.

Um bebê muito novo não fala, mas começa a dar sinais que podem ser interpretados. A leitura gradual desses sinais é fundamental na introdução alimentar, uma fase muitas vezes muito esperada pelas famílias e que pode estar carregada de expectativas. Nesse período de aleitamento, há uma construção gradual da leitura dos sinais de fome e saciedade, conforto e desconforto do bebê, possibilitando maior conexão entre o bebê e sua família/cuidador.

Hoje muitas famílias fazem cursos sobre introdução alimentar. Não estou, de forma alguma, dizendo que ler e saber sobre as formas possíveis de alimentar seu bebê é ruim; o ponto é que criar um excesso de expectativa pode ser prejudicial para a dinâmica alimentar.

A partir de minha experiência no trabalho com os bebês e suas famílias, posso afirmar, com muita clareza, que quem escolhe o método de introdução alimentar não é a família ou qualquer profissional, mas sim o bebê. O que é exatamente isso? A introdução alimentar, que pode ser chamada de "apresentação alimentar", é um período de adaptação, e provavelmente o bebê não se alimentará da forma que imaginamos originalmente.

O primeiro ponto é ter certeza de que o bebê apresenta prontidão global: que sustenta o tronco e a cabeça na posição sentada, além de levar os objetos ou alimentos à boca, e faz o movimento de pinça para pegar os alimentos.[4] O segundo ponto seria a prontidão oral, ou seja, o bebê precisa ser capaz de receber e movimentar o alimento na boca para engolir com conforto e segurança,[5] e nesses casos trata-se de um entendimento mais específico da fonoaudiologia (https://open.spotify.com/episode/4anllScsPBZnCNbhFIdXv6?si=gn9b5BxIQperTLdjIpO5kQ). Por isso os sinais de conforto do bebê são tão importantes.

Parece simples, mas não é. São muitos movimentos e processos envolvidos que podem interferir no fato de o bebê gostar ou não do alimento.

Aponte o seu celular para o *QR Code* abaixo para acessar o *link* citado no texto:

Estudos recentes nos mostram que, muito mais que o paladar, o que importa nessa fase é a textura dos alimentos.[11] Cabe ao adulto decidir o que oferecer e quando fazê-lo, mas cabe ao bebê decidir se vai comer e quanto. Oferecer as primeiras refeições em momentos em que o bebê não esteja com muita fome nem sono pode ser um fator facilitador, até que o bebê entenda que é um alimento e vai s aciá-lo. No início ele pode querer apenas tocar, apertar e provar os alimentos.

A experiência alimentar é uma descoberta linda para o bebê se ele estiver preparado e confortável. Os bebês tendem a focar de forma tão intensa que todo o corpo se volta para o ato – olhar, mãozinhas, corpo –, revelando um enorme interesse. Quando isso não acontece e o bebê desvia o olhar para os lados, virando-se o tempo todo, se jogando para trás ou até mesmo fechando a boca, é sinal de que o momento é de parar e respeitar os sinais manifestados. Não forçar e não insistir é fundamental, pois é fato que a pressão para comer e a insistência para o bebê se alimentar contra a vontade são fatores que podem contribuir para um quadro de recusa alimentar.[6,7]

Claro que, se existe dificuldade no ganho de peso ou algum problema alimentar nesse período anterior, as expectativas serão muito mais altas, pois a ansiedade pelo ganho de peso pode ser muito grande, dificultando muito o respeito aos sinais de conforto ou desconforto do bebê. Nesses casos, é muito importante que as famílias possam receber orientações individuais e específicas da maneira mais precoce possível.

Muitas famílias, ao chegarem ao consultório no período da introdução alimentar, por estarem com dúvidas sobre o processo, relatam que desde os primeiros meses tiveram dificuldades nas mamadas, mas o ganho de peso era bom. Entender que um bom ganho de peso não necessariamente é sinônimo de uma boa mamada é fundamental principalmente por parte dos profissionais de saúde.

Em alguns pontos deste texto mencionei que o bebê não fala da mesma forma que falamos, mas sempre digo: apesar de o bebê não falar com palavras, ele se expressa com o olhar, com o corpo, com a voz e o choro, oferecendo vários sinais que precisam ser interpretados. No momento em que nós, pais e/ou cuidadores, interpretamos e oferecemos um sentido aos sinais do bebê, estamos inserindo esse bebê na linguagem e o colocando na posição de alguém capaz de dizer algo sobre si, de comunicar uma mensagem para o mundo e seus interlocutores.[1] Por isso, a leitura e o respeito aos sinais que o bebê nos oferece criam uma cadeia de conexões e inserem essa criança no mundo em que vivemos, tornando-a um ser falante.[1,8]

Muitas vezes a antecipação das famílias não abre espaço para os bebês entrarem em contato com suas próprias sensorialidades e se manifestarem, como a sensação de fome e saciedade, conforto ou desconforto. Permitir esse lugar de dizer, do jeitinho dele, sobre seu corpo pode ser o início do que chamamos de autonomia alimentar.

CONSIDERAÇÕES FINAIS

Quando um bebê não apresenta prazer e conforto na alimentação, quer seja nos primeiros 6 meses, quando ele apenas mama ou no período de introdução alimentar, ou até mesmo nos primeiros anos de vida, é muito importante entender o que está acontecendo. Ainda hoje, temos profissionais da área de saúde que desconhecem os quadros de dificuldades alimentares e não oferecem as orientações corretas para as famílias, sugerindo ou mesmo afirmando que se trata de birra ou manha e orientando deixar a criança com fome, pois em algum momento ela vai comer. Desde 2019 há um consenso mundial[9] que mostra que as dificuldades alimentares atingem 25 a 30% das crianças típicas; o número se eleva para 80% quando nos referimos a crianças com alguma neurodiversidade.

No bebê, corpo e psiquismo são indissociáveis;[10] portanto, cuidar do corpo de um bebê – banhando, trocando fraldas, vestindo roupas, carregando e alimentando – representa formas de acolhê-lo e inseri-lo no mundo da linguagem.

Há uma complexidade de fatores envolvidos no processo alimentar, vinculados não apenas à alimentação, mas ao desenvolvimento de fala e da linguagem, que são atravessados pelas relações que se constroem e que constituem a criança. Entender esses processos é um diferencial nessa fase tão primordial que é a primeira infância.

REFERÊNCIAS BIBLIOGRÁFICAS

1. Meira RRS. A alimentação enquanto processo: um olhar para o lactente de 0 a 24 meses [dissertação]. Campinas: Unicamp, Programa de Saúde, Reabilitação e Transdisciplinaridade da Faculdade de Ciências Médicas; 2024.
2. Gonçalves ZA, Câmara JT, Freitas AS, et al. Fatores associados ao desmame precoce: revisão integrativa. Research, Society and Development. 2022;11(5):e29511528048.
3. Badinter E. Um amor conquistado: o mito do amor materno. Rio de Janeiro: Nova Fronteira; 1985.
4. Morales RC. Terapia de regulação orofacial: conceito RCM. São Paulo: Memnon; 1999.
5. Morris SE, Klein MD. Pre-feeding skills: a comprehensive resource for mealtime development. Tucson: Therapy Skill Builders; 2000.
6. Sdravou K, Andreoulakis E, Printza A, et al. Parental management of feeding problems in young children: a population-based study. Int J Pediatr Otorhinolaryngol. 2020;136:e110162.
7. Cassells EL, Magarey AM, Daniels LA, Mallan KM. The influence of maternal infant feeding practices and beliefs on the expression of food neophobia in toddlers. Appetite. 2014;82:36-42.
8. Jerusalinsky A. O bebê como significante. Comunicação oral no Congresso Internacional de Psicanálise e a Clínica de Bebês, junho de 2001, Curitiba-PR.
9. Goday PS, Huh SY, Silverman A, Lukens CT, et al. Pediatric feeding disorder: consensus definition and conceptual framework. J Pediatr Gastroenterol Nutr. 2019;68(1):124-9.
10. Bergès J, Balbo G. A criança e a psicanálise. Porto Alegre: Artes Médicas; 1995.
11. Chow CY, Skouw S, Bech AC, et al. A review on children's oral texture perception and preferences in foods. Crit Rev Food Sci Nutr. 2022;64(12):3861-79.
12. Mennella JA, Jagnow CP, Beauchamp GK. Prenatal and postnatal flavor learning by human infants. Pediatrics. 2001;107(6):e88.
13. Ramos M, Stein LM. Desenvolvimento do Comportamento alimentar infantil. Jornal de Pediatria. 2000;72(2):229-37.

Dificuldades alimentares: o que elas nos contam sobre o ser criança hoje no mundo. Um olhar transformador – transforma a dor

Gabriela Malzyner

A SOCIEDADE ATUAL

O olhar atual para a infância vem atravessado de muitos saberes científicos, mas uma parte desses saberes mais nos afasta da infância e de seus tempos do que nos aproxima dela.

Além dos tantos conhecimentos disponíveis a respeito da constituição do humano, ainda temos elementos que servem à mercantilização dos aspectos da vida e que atravessam as tantas infâncias em seus processos – a medicalização da vida é uma delas. Uma indústria enorme que se beneficia dos mal-estares das pessoas e que, em vez de se perguntar como produzir um ambiente um tanto mais satisfatório para o humano, produz remédios para suportar os desconfortos produzidos por uma sociedade extremamente adoecida.

Não podemos pensar uma mãe com seu bebê fora do contexto cultural e social que atravessam seu tempo de existência no mundo. Um bebê que nascia em 1920 tinha seu mundo circunscrito por elementos presentes naquele tempo; um bebê que nasce em 2024 terá vários outros elementos que circunscrevem o ser e estar no mundo, e sabemos que um elemento bastante importante no contexto atual são as telas e o uso que fazemos delas.

As telas atravessam o cotidiano de todas as famílias de maneira acentuada e incisiva. Elas se fazem presentes desde o minuto um – fotos que registram a chegada do novo bebê – até o aplicativo que auxilia as mães a controlarem as mamadas. O celular é parte integrante do corpo materno e pode ser de grande utilidade, se o uso não for excessivo.

Então, estamos diante de dois pontos muito significativos que atravessam o ser no mundo de 2024: a patologização da vida e o excesso do uso de telas. Somos convocados a pensar os efeitos desses elementos na subjetividade humana.

A dimensão do tempo, da natureza e de suas transitoriedades fica artificializada pela maneira como nos relacionamos com o mundo. Na urbanização dos espaços que habitamos, perdemos cada vez mais a capacidade de entrar em contato com a natureza, com seus tempos específicos e com suas transformações.

O tempo da natureza não opera na velocidade do tempo da tecnologia, assim como os tempos da vida não se organizam, resolvem e transitam no tempo da internet. A tolerância, o cadenciamento e o ritmo da vida ficam perdidos com o atravessamento dos saberes sobrepostos ao sujeito, sem que possamos dar tempo ao tempo – àquilo que precisa de tempo de maturação para acontecer. O dia tem seu curso natural até a chegada da noite, e os trânsitos da infância e suas necessárias maturações carecem de tempo para acontecerem.

Quando estamos diante de um sofrimento familiar ou do sujeito, temos a oportunidade de ouvir o mundo interno daqueles que nos contam sobre seu mal-estar. Uma criança com dificuldade na alimentação é capaz de comunicar certos aspectos da mente por meio de seus desconfortos, se formos capazes de escutá-los.

Stern[1] nos conta que: "Nos bebês as mudanças ordinárias se manifestam nos comportamentos e na qualidade das principais atividades: comer, dormir, brincar etc. (atividades que constituem a trama da vida)".

CENAS DO COTIDIANO

Observo atentamente o relato de uma colega que conta sobre a observação de um bebê na relação com sua mãe (mas poderíamos estar diante de qualquer um incumbido do papel de cuidador primordial).

Um pequeno de aproximadamente 1 ano e meio está em sua casa (mas poderíamos estar diante dessa cena em diversos outros contextos, como no clube, na praia, no parque etc.) e é chamado pela figura do cuidador para a hora de uma pequena refeição – o lanche.

A oferta naquele momento é a de uma frutinha, cortada com todo o amor e carinho.

O bebê, entretido com elementos da vida, opta por recusar o alimento.

Aqui cabe um breve parêntese: certa vez vi imagens veiculadas pelo Ministério da Saúde[2] que provocaram em mim grande espanto e alarde. Elas traziam crianças de 6 a 18 meses retratadas em cartazes que apresentavam, em um texto bastante claro, os sinais de fome e saciedade nos bebês e crianças pequenas (Figura 1).

Meu espanto se deu pela obviedade da informação. No entanto, quanto mais trabalho com famílias e crianças, mais noto a relevância desse material, por isso o exponho aqui. São imagens que contam como as figuras dos cuidadores podem compreender os sinais emitidos pelos bebês e pelas crianças diante da **fome** e da **saciedade**.

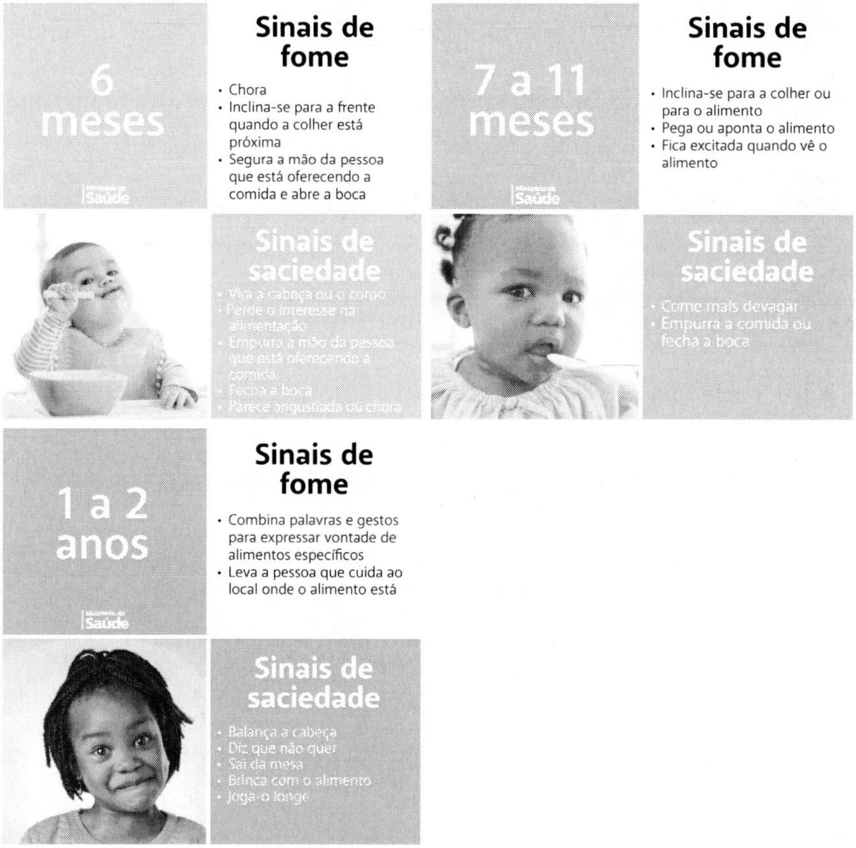
6 meses
Sinais de fome
• Chora
• Inclina-se para a frente quando a colher está próxima
• Segura a mão da pessoa que está oferecendo a comida e abre a boca
Sinais de saciedade
• Vira a cabeça ou o corpo
• Perde o interesse na alimentação
• Empurra a mão da pessoa que está oferecendo a comida
• Fecha a boca
• Parece angustiada ou chora
7 a 11 meses
Sinais de fome
• Inclina-se para a colher ou para o alimento
• Pega ou aponta o alimento
• Fica excitada quando vê o alimento
Sinais de saciedade
• Come mais devagar
• Empurra a comida ou fecha a boca
1 a 2 anos
Sinais de fome
• Combina palavras e gestos para expressar vontade de alimentos específicos
• Leva a pessoa que cuida ao local onde o alimento está
Sinais de saciedade
• Balança a cabeça
• Diz que não quer
• Sai da mesa
• Brinca com o alimento
• Joga-o longe

FIGURA 1 Postagem do Ministério da Saúde sobre os sinais de fome e saciedade em bebês e crianças pequenas.

Fonte: Ministério da Saúde.[2]

As imagens contam que, para que o adulto reconheça os sinais, ele tem que ser capaz de saber que fome é igual ao bebê **abrir a boca e ficar feliz** diante do alimento; para reconhecer a saciedade em sua forma de comunicação, é preciso saber que o bebê **faz não com a cabeça**, **fecha a boca** etc.

Voltemos ao bebê observado: diante da oferta da fruta, ele conta – por meio de um gesto de cabeça – que não quer. Ele não quer comer nesse momento e sabe comunicar de forma clara o seu desejo. Fecha a boca para a fruta que tenta, espetada em um garfo "perseguidor", abrir espaço e adentrar sua boca.

A insistência do cuidador é evidente.

A negativa do bebê também.

Nesse momento, surge o celular.

A tela é ofertada ao bebê, que entra em estado de sideração no encontro com um novo universo.

Ele então passa a abrir a boca mecanicamente. À medida que se conecta com o dispositivo eletrônico, ele se desconecta* de si mesmo e come todo o alimento ofertado.

Entorpecido de elementos que o "adormecem" diante da consciência de si e do mundo, ele abre a boca, mas fecha o saber sobre si.

Estamos diante de algo muito banal no cotidiano atual, mas profundamente grave.

Essa cena nega o saber do sujeito sobre si mesmo.

Nega a consciência que o bebê tem de si.

O celular o entorpece para a entrada de um objeto externo intruso.

Nega sua percepção diante de elementos tão importantes e reguladores como a fome e a saciedade.

Artificializa o contato consigo mesmo e com o mundo.

Banal a cena, não? Mas profundamente dessubjetivante.

A ESCUTA NA CLÍNICA

A recusa

Escuto na fala materna uma queixa importante diante do cuidado com a filha, que tudo recusa. Recusa a comida, recusa a oferta de entretenimentos, recusa o encontro com colegas, recusa sair...

---

* A Sociedade Brasileira de Pediatria (SBP)[3] afirma: "Para todas as idades: nada de telas durante as refeições e desconectar uma a duas horas antes de dormir".

Pergunto então se essa mãe sabe quais seriam os gostos e os desgostos dessa menina.

Conhecer o outro pressupõe um lugar de atenção resguardada. Isso significa que, para que um encontro aconteça verdadeiramente, a interação precisa dar tempo e espaço para as duas pessoas que estão na cena.

Pergunto à mãe como acontecem os processos de amamentação, por exemplo. Ela diz: "Dou de mamar quando o bebê chora".

Digo: "É isso!". Ninguém dá de mamar a um bebê antes que o choro conte aquilo que lhe falta, tampouco tardiamente, para que ele não entre em estado de desesperança – ou seja, para que não sinta que não será atendido em sua demanda. O tempo entre a fome e a saciedade é elemento fundamental do cuidado.

Antecipar-se à fome é tão violento quanto não a atender.

A falta faz desejo. Sem falta, há apenas excesso.

A falta permite ao sujeito querer, desejar.

O excesso o obriga a recusar.

O brincar

Um dos primeiros elementos que observamos em uma criança é sua capacidade de brincar. Brincar de faz de conta, brincar com os objetos e elementos banais do mundo. Brincar com o mundo e não ser apenas objeto passivo diante de um mundo que brinca só.

Muito se fala da dimensão passiva do brincar perante os brinquedos que se portam como materialidade no mundo (como bonecas que cantam, dançam, mas permitem pouco jogo imaginativo) – diferente do brincar nas telas, que não permite a experimentação e o encontro com o objeto, que para ser "brincado" precisa de gesto, textura, cheiro, cor, sabor...

Um bebê encontra o mundo através da boca. E é a boca que, ao ser exposta, permite ao sujeito conhecer as coisas, na medida em que vai sendo estimulada a sentir sabores, cheiros, cores, texturas.

Um bebê e uma criança precisam da materialidade do encontro – e veja: nós adultos também.

Nós nos constituímos no encontro com um outro que acolhe, por meio do abraço e da palavra, e é isso que permite a todos nós crescermos e sobrevivermos.

Uma criança precisa desses contornos físicos para se organizar no tempo e no espaço do mundo. O humano não é virtual; ele é matéria concreta, física, subjetiva e ativa no mundo.

O olhar através da arte

Tatsuya Tanaka é um artista japonês que em 2023 expôs seu trabalho na Japan House – casa de cultura do Japão –, que fica na avenida Paulista, no coração da cidade de São Paulo. Vimos expostas dezenas de obras do artista, que brincam com a ilusão de ótica por meio de miniaturas e objetos do mundo (Figura 2).

Ele nos apresenta objetos do nosso cotidiano, em tamanhos distintos e variados, permitindo a eles novas composições, um tanto inusitadas: uma couve-flor transforma-se em árvores com um rebanho de ovelhas ao seu redor, um pedaço de queijo dá lugar a uma moradia, e um lindo sanduíche se transforma, por meio de seu olhar, em um belíssimo escorregador.

O olhar é transformador. O olhar do artista é sempre transformador. Ele é capaz de TRANSFORMAR A DOR.

É ele – o olhar – que permite a criatividade – ver de um novo prisma, através de um novo viés. É também ele que é capaz de cristalizar formas.

Os artistas nos contam que as maneiras como usamos os objetos do mundo permitem mutação, transformação. As maneiras como nos relacionamos com aquilo que nos cerca moldam quem somos, mas também a competência com a qual olhamos para o entorno.

Essas são dimensões extremamente presentes na infância.

Quem nunca se maravilhou com uma criança observando formigas na grama? Elas são capazes de passar horas olhando com atenção para o universo que nós, adultos, supomos monótono.

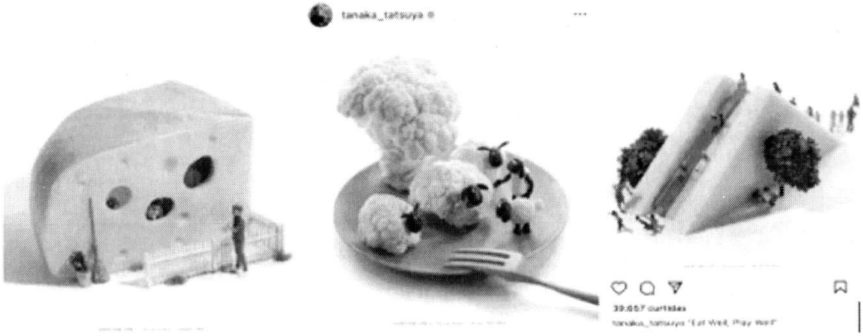

FIGURA 2 Obras do artista Tatsuya Tanaka na Exposição "Japão em Miniaturas", em 2023.

Fonte: https://www.instagram.com/tanaka_tatsuya/.

Quem nunca se encantou com o olhar extasiado de uma criança ao brincar na areia da praia?

A beleza que há no mundo se revela através do olhar de frescor da infância.

O frescor está justamente em poder supor muitas possibilidades para um mesmo elemento. Lembro de inúmeras vezes me deliciar vendo minha filha brincar com colheres na cozinha. O mundo inteiro estava representado e imaginado naquele jogo de faz de conta.

Mas por que trago aqui o olhar do artista e da criança?

Em primeiro lugar, para contar das dimensões transitivas da infância e ao mesmo tempo da potência criativa que há no mundo infantil.

Então, quando falamos de infância, ainda que saibamos que ela nos habitará para sempre, estamos sempre no campo do provisório.

Que ironia, não?

Eterna e efêmera.

Portanto, quando lidamos com a infância, em seu tempo na criança, precisamos lembrar que estamos diante de um campo com frescor, com possibilidades. Não devemos nunca engessar as coisas. Há sempre a possibilidade de ver surgir um elemento engraçado, divertido, potente e transformador no encontro com o outro.

Como nos conta o título da obra do artista, "Eat well, play well" (Coma bem, brinque bem).

REFERÊNCIAS BIBLIOGRÁFICAS

1. Stern D. A constelação da maternidade. Porto Alegre: Artes Médicas; 1997.
2. Ministério da Saúde. Precisamos cuidar da alimentação das crianças desde os primeiros dias de vida [...] Postagem no Facebook de 10 de novembro de 2019. Disponível em: https://www.facebook.com/minsaude/posts/-precisamos-cuidar-da-alimenta%C3%A7%C3%A3o-das-crian%C3%A7as-desde-os-primeiros-dias-de-vida-e/2962012627150667/. Acesso em: 18 fev. 2025.
3. Sociedade Brasileira de Pediatria (SBP). Grupo de Trabalho Saúde na Era Digital (2019-2021). #Menos telas #Mais saúde. Dezembro de 2019. Disponível em: https://www.sbp.com.br/fileadmin/user_upload/_22246c-ManOrient_-__MenosTelas__MaisSaude.pdf. Acesso em: 18 fev. 2025.

12

Alimentação complementar: início de uma nova jornada

Raquel Ricci

INTRODUÇÃO

Os Departamentos de Nutrologia e de Aleitamento Materno da Sociedade Brasileira de Pediatria (SBP), o Ministério da Saúde e a Organização Mundial da Saúde (OMS/WHO) recomendam o aleitamento materno de forma exclusiva até os 6 meses de idade. A partir desse período, está indicada a introdução da alimentação complementar, mantendo o leite materno até os 2 anos ou mais.

A alimentação complementar (AC) compreende o início da oferta de alimentos adequados à idade em consistência pastosa, semissólida e sólida, que, como o nome já diz, complementará o leite materno e/ou a fórmula infantil; esta última é indicada pelo pediatra e/ou nutricionista infantil quando avaliada a necessidade de complementar ou suprir as demandas calóricas e nutricionais não atingidas apenas com o leite materno.

Segundo recomendações nacionais e internacionais (SBP, 2024; Brasil, 2019; WHO, 2023), a AC deve começar, preferencialmente, a partir dos 6 meses do bebê em idade cronológica – para nascidos com idade gestacional de 37 semanas ou mais – ou em idade corrigida – para nascidos com menos de 37 semanas –, por se tratar de um período de maior maturidade fisiológica (melhor digestão e melhor resposta imunológica, por exemplo) e neurológica (controle cervical, sentar sem ou com mínimo apoio, diminuição do reflexo de protrusão da língua) em comparação aos meses iniciais de vida.

Vale ressaltar que o leite materno e/ou a fórmula infantil ainda será o principal alimento do bebê, sendo o responsável por fornecer quase tudo de que ele precisa em questão nutricional (energia, carboidrato, proteína, gordura, vitaminas, minerais, oligoelementos, prebióticos e água).

Ao passo que a AC ganha espaço e volume, de forma responsiva, ou seja, respeitando sinais de fome e saciedade, com conforto, curiosidade, motivação interna e aprendizado, espera-se que a ingestão láctea se reduza e as refeições tornem-se mais rotineiras e representativas. Portanto, não se retira o leite do bebê para que se aprenda a comer, e sim entre dois momentos de oferta do leite (p. ex., 7 e 10 horas da manhã) alimentos adequados à idade (p. ex., fruta às 8h30) são inseridos de forma guiada e segura, possibilitando o aprendizado do comer. Assim, à medida que a criança começa a comer mais, o leite a seguir (p. ex., o das 10 horas da manhã) torna-se menos necessário, até não ser mais essencial.

Apesar do desejo de que o bebê aprenda a comer com rapidez, na prática, aos 6 ou 7 meses, as experiências com os alimentos são mais importantes do que o volume aceito. Saber disso possibilita dar abertura para o bebê estar mais atento e confortável para experienciar e incorporar de maneira prazerosa os alimentos em sua rotina, sem ser obrigado a comer a qualquer custo. Lembre-se de que, apesar de os alimentos terem a importância clara de complementar as necessidades calóricas e nutricionais aumentadas desse bebê que cresceu e continua crescendo, aprender a comer exige tempo, paciência e atenção, e a fase de AC é uma longa jornada, que compreende o período dos 6 até os 23 meses de vida.

DOS 6 AOS 12 MESES

Esta primeira etapa representa uma grande novidade para todos os envolvidos, bebê e cuidador(es). Exige a compra de utensílios (prato, talheres e copo), cadeira de alimentação, planejamento de compra dos alimentos, informações sobre higienização, armazenamento, congelamento e, o mais importante, exige atenção plena aos sinais de prontidão, com oferta da comida de forma segura e como oportunidade de consumo – não obrigação –, já que o bebê está em contato com algo novo. É com o tempo que ele vai comendo mais e com mais habilidade.

Antes de começar – O que devo observar?

Mais importante até do que a idade do bebê é identificar se ele está pronto para essa nova jornada. Há bebês que aos 6 meses de idade cronológica ou corrigida já sustentam bem a cabeça e o tronco, sentam sem ou com pouco apoio, reduziram o reflexo de protrusão da língua, demonstram interesse pelos alimentos, querendo tocá-los ou levá-los à boca, e outros não. Reconhecer esses sinais de prontidão para a introdução dos alimentos é fundamental para o sucesso da AC.

Hora de começar – O que vem primeiro, fruta ou refeição principal?

De maneira geral, apesar de não ser contraindicado o início da AC com a refeição principal, a fruta, frequentemente, é o primeiro contato do bebê com um alimento não lácteo. Por ser recomendada a oferta de uma fruta por vez, se ocorrer algum sinal ou sintoma inesperado, como vômito, diarreia ou vermelhidão na pele, após o consumo, fica mais fácil associá-lo ao alimento consumido. Além disso, a indicação da fruta acontece pela praticidade da oferta e preparo (exige higienização adequada, corte e amassamento), e, considerando que o ser humano nasce com afinidade para o sabor doce, presente na maioria das frutas, possibilita primeiras experiências menos desafiadoras e mais prazerosas.

Frutas

Quais e como oferecer?

Todas as frutas são bem-vindas na AC, exceto a carambola nos casos de insuficiência renal. As frutas podem ser ofertadas em forma de papa (amassadas com garfo e oferecidas com colher pequena rasa), raspadas com auxílio de colher ou ralador e/ou em forma de palito ou bastão. Todas as formas de oferta são possíveis, isoladas ou realizadas em conjunto, respeitando o desejo de aceitação, dentro de um ambiente seguro, física e emocionalmente, para que seja um momento de aprendizado, tanto para o bebê quanto para quem o alimenta.

Na apresentação do alimento em consistência pastosa é contraindicado o uso de peneira, liquidificador e *mixer*, pois perde-se uma importante parte do alimento: as fibras. Estas preservam mais a consistência natural dos alimentos, têm papel fundamental na saúde intestinal por atuarem como prebióticos (estimulam o crescimento de bactérias boas), promovem mais saciedade, entre outros benefícios. Pelos mesmos motivos, entre outros, como desestimular a ingestão de água, não é recomendada a oferta de suco, mesmo natural e sem adição de açúcar, assim como outros líquidos adocicados ou adoçados (água de coco, chá, leite de vaca/cabra/búfala, bebida vegetal, refrigerante etc.). Até 1 ano de idade, os líquidos necessários, diariamente, são leite materno e/ou fórmula infantil e água.

Quando e quanto oferecer?

Primeira semana com 6 meses completos → *Iniciar a fruta.*

Escolher um momento do dia – p. ex., de manhã entre a primeira e a segunda oferta de leite – e começar oferecendo uma fruta diferente por dia, na apresentação escolhida (amassada ou em bastão), respeitando a interação do bebê com esse alimento. O bebê deve estar desperto, atento, confortável na cadeira de alimentação e com o cuidador o alimentando de frente.

Além da fruta, desde o começo da AC, a água precisa fazer parte dessa nova rotina. Bebê que come precisa aprender a tomar água, principalmente porque, se come mais e mama menos, a água é essencial para manter um bom estado de hidratação, ajudar na digestão e na saúde intestinal. Podem-se oferecer pequenos goles de água durante e após a refeição.

Segunda semana → *Manter a fruta e iniciar o almoço* (informações a seguir).

Terceira semana → Com boa adaptação à fruta da manhã e à primeira refeição principal (almoço), *incluir um segundo momento de fruta* (meio da tarde). Priorizar frutas diferentes no mesmo dia e variedade ao longo da semana.

As quantidades dos alimentos a seguir são correspondentes a 1 porção para bebês de 6 meses a crianças de 3 anos; entretanto, quem deve ditar *o quanto comer* é sempre o bebê/criança. Há bebês que em fases iniciais da alimentação já aceitam a quantidade referida, e outros que quase "degustam". Porções são referências para direcionar uma oferta; tenha-as como uma quantidade média e não uma obrigatoriedade de consumo. Saber sobre quantidades mais ajustadas demanda atendimento nutricional individualizado.

Frutas: 1 porção	
• ½ banana nanica (43 g) • ½ caqui (50 g) • ½ fruta-do-conde (33 g) • ½ pera (66 g) • ½ maçã (60 g) • 1 unidade de caju (40 g) • 1 carambola (110 g) ou • 1 kiwi (60 g)	• 1 laranja-lima ou pera (75 g) • 1 nectarina (69 g) • 1 pêssego (85 g) • 2 unidades de ameixa-preta (15 g) • 2 unidades de ameixa vermelha (70 g) • 4 gomos de laranja-baía (80 g) • 6 gomos de mexerica (84 g) • 9 unidades de morango (115 g)

Fonte: SBP (2024).

Refeições principais

Segunda semana → *Iniciar o almoço.*

A primeira refeição principal deve ser oferecida a partir dos 6 meses, preferencialmente no momento em que a família também estiver se alimentando. Para o bebê não ser apresentado a muitas novidades ao mesmo tempo, iniciar a primeira refeição principal na segunda semana de início da AC.

A refeição principal, desde o começo, pode ser composta de um alimento de cada grupo pertinente, *amassado individualmente e sem fazer mistura*. São eles: carboidrato, leguminosas, proteína animal (no caso, para bebês não vegetarianos ou veganos) e vegetais (tabela a seguir). A fruta pode, também, fazer parte da refeição, em volume reduzido a meia porção, de preferência frutas cítricas (laranja, morango, kiwi, mexerica...), por aumentar a absorção do ferro não heme, presente nas leguminosas e nos vegetais.

Carboidrato: cereais, raízes e tubérculos	Arroz branco / Arroz integral / Batata-inglesa / Batata-doce / Cuscuz/ Inhame / Cará / Mandioca / Mandioquinha / Massas (de trigo) / Milho / Polenta de milho / Quinoa
Leguminosas	Ervilha / Feijões / Grão-de-bico / Lentilha / Soja (fazer remolho)
Proteína animal	Frango – peito ou coxa / Carne bovina – patinho, músculo, acém, filé-mignon, lagarto, coxão mole ou duro / Peixe de sabor suave – merluza, pescada, tilápia / salmão / Carne suína – lombo ou filé-mignon / Ovo de galinha (gema e clara)
Vegetais – verduras e legumes	Acelga / Agrião / Alface / Escarola / Chicória / Couve / Espinafre / Pepino / Pimentão / Repolho / Rúcula / Tomate / Vagem / Abóbora / Abobrinha / Berinjela / Beterraba / Brócolis / Cenoura / Chuchu / Couve-flor / Quiabo

No começo o bebê pode aceitar bem pouco de cada alimento apresentado, por exemplo:

- Arroz branco amassado – 1 colher de sopa +
- Feijão-carioca amassado – ½ colher de sopa +
- Carne bovina desfiada – ½ colher de sopa +
- Cenoura amassada + brócolis picadinho – 1 colher de sopa

Quando essa refeição "engatar" e os volumes consumidos aumentarem, é importante que se mantenham as proporções dos grupos para que não falte de um ou sobre de outro.

Proporção dos grupos no pratinho para manter equilíbrio de macronutrientes e micronutrientes:

- ½ **vegetais:** combinar diferentes cores na refeição; ter sempre um vegetal verde-escuro junto com um vermelho-alaranjado.
- ¼ **carboidrato.**
- ¼ **proteína** (leguminosa + carnes ou ovo).

Após 3 semanas de início da AC, o bebê estará, se tudo ocorrer bem, com 2 ofertas de fruta e 1 refeição principal no dia; manter assim até o final do primeiro mês (quatro semanas). Nesta primeira etapa também é importante a presença de alimentos potencialmente alergênicos – leite de vaca, soja, ovo, trigo, amendoim, castanhas, frutos do mar e peixes –, com exposição guiada pelo pediatra e/ou nutricionista infantil.

Quinta semana em diante → *Iniciar o jantar.*

Aos 7 meses, a segunda refeição principal – jantar – pode ser incluída. A partir daqui, o foco está na constância de oferta, no aumento do volume aceito por aquisição de mais habilidade e na apresentação de diferentes alimentos dentro dos mesmos grupos. Espera-se que por volta dos 9 meses o bebê já tenha compreendido o que é comer de fato, aceitando de meia a 1 porção de fruta em cada lanche e, em média, 3 ou 4 colheres de sopa da refeição no almoço e no jantar – claro, respeitando sempre a individualidade de cada um.

Essa é uma fase, também, de transição de consistência – pastosa lisa para pastosa com pedacinhos e, depois, para cortes pequenos a fim de estimular a pega em pinça (com as pontas dos dedos) e a mastigação.

Ao final do primeiro ano de vida, espera-se que as 4 refeições sólidas (fruta/almoço/fruta/jantar) sejam mais representativas na rotina, e que o leite materno e/ou fórmula infantil não ultrapasse 500 a 600 mL no dia (dividido em 3 a 4 momentos).

Resumo das quantidades sugeridas:

- **Início (6-7 meses)** → total de 2-3 colheres de sopa.
- **Quando a refeição "engata" (8-9 meses)** → 3-4 colheres de sopa.
- **Por volta dos 10-12 meses** → 5-6 colheres de sopa.

12 A 23 MESES

A segunda etapa de AC é a fase em que o bebê já teve contato com todos os grupos alimentares e consistências (líquida, pastosa, pastosa com pedacinhos, macia e sólida), e estes devem fazer parte da sua rotina alimentar com tranquilidade. Além disso, é aconselhada a união da alimentação do bebê à alimentação de sua família, por isso é fundamental que a família também busque e tenha hábitos alimentares saudáveis.

Essa é uma etapa, também, de novos aprendizados. A partir dos 12 meses, a adição de sal – com bastante moderação – se faz necessária, leite de vaca e derivados (iogurte natural, queijo branco, manteiga) podem fazer parte dos lanches em conjunto com a fruta, assim como preparações como pães integrais, bolos e biscoitos sem adição de açúcar, crepioca, tapioca, tortas, entre outras, ampliando seu repertório alimentar. É como se até os 12 meses o bebê estivesse aprendendo as letras (alimentos separados) e agora ele já estivesse apto a ser apresentado às palavras (receitas). Tudo no seu tempo.

Além disso, esse bebê, que já cresceu bastante (espera-se um triplicar de peso e um crescimento médio de 25 cm até o final do primeiro ano para bebês a termo que nasceram com peso e comprimento médios) e passa a desacelerar seus ganhos de forma mais acentuada no segundo ano (ganha-se em torno de 2 a 3 kg e 12 a 13 cm no segundo ano), também passa a oscilar de forma mais frequente o quanto come, mesmo daquilo que ele gosta bastante de comer. As oscilações de consumo são comuns, até porque, se o bebê continuar comendo cada vez mais, ele corre um risco grande de ficar com excesso de peso.

Nessa fase, compreender os novos desafios da alimentação de um bebê mais experiente, que busca independência, demonstra preferências e reduziu velocidades de peso e crescimento, é tolerar recusas, altos e baixos de consumo, mudanças no apetite e evitar ao máximo a entrada de alimentos inadequados à idade (produtos ultraprocessados, frituras, bebidas adoçadas, açúcar e guloseimas etc.), que, apesar de estimularem o consumo em volume, desestimulam o consumo de alimentos essenciais. Promover bons hábitos alimentares nos primeiros 2 anos de vida é dar bagagem para que esses hábitos se mantenham e se perpetuem por toda a vida – numa jornada de saúde.

INFORMAÇÕES E DICAS

Temperos: não há contraindicação do uso de temperos *in natura* – alecrim, alho, alho-poró, cebola, cebolinha, coentro, erva-doce, hortelã, manjericão, orégano, salsinha, sálvia, tomilho. Esses temperos podem ser usados atentando-se à quantidade, para que apenas realcem o sabor dos alimentos, não o mascare. Não é recomendada a adição de sal no primeiro ano de vida, uma vez que a necessidade de sódio até os 12 meses é atendida pelo leite materno e/ou fórmula infantil, além do teor de sódio naturalmente presente nos alimentos naturais.

Modo de preparo: para refogar e finalizar as preparações, é recomendado o uso de óleo vegetal – soja e canola – e de azeite de oliva extravirgem. Priorizar preparações no vapor, refogadas, cozidas ou assadas.

Higienização: corresponde ao processo de limpeza e desinfecção. Primeiro, deve-se limpar → retirar toda a sujidade visível dos alimentos, em água corrente. Segundo, desinfetar → emergir os alimentos limpos em solução clorada, na proporção de 20 gotas de hipoclorito de sódio 2,5% (ou 1 colher de sopa de água sanitária) para cada litro de água; deixar por 15 minutos. Enxaguar bem em água filtrada, secar naturalmente ou com papel-toalha. Para maior higiene, se não for alimento orgânico, utilizar bicarbonato de sódio a 1% para reduzir a presença de agrotóxicos: 1 colher de sopa para cada litro de água, deixar em imersão por 20 minutos, retirar da água e depois fazer a higienização com o hipoclorito de sódio.

Remolho: lavar as leguminosas em água corrente, colocar em recipiente com água filtrada, com suco de meio limão ou vinagre, e levar à geladeira de um dia para o outro, com uma segunda troca de água pela manhã e outra troca de água para cozimento em panela de pressão.

BIBLIOGRAFIA CONSULTADA

1. Brasil. Ministério da Saúde. Secretaria de Atenção Primária à Saúde. Departamento de Promoção da Saúde. Guia alimentar para crianças brasileiras menores de 2 anos. Brasília, DF, 2019.
2. National Academies of Sciences, Engineering, and Medicine; Health and Medicine Division; Food and Nutrition Board; Committee on Scoping Existing Guidelines for Feeding Recommendations for Infants and Young Children Under Age 2. Feeding infants and children from birth to 24 months: summarizing existing guidance. Harrison M, Dewey K (eds.). Washington (DC): National Academies Press; 2020.
3. Sociedade Brasileira de Pediatria (SBP). Departamento Científico de Nutrologia. A alimentação complementar e o método BLW (Baby-Led Weaning). Guia prático de atualização, n. 3. 2017.
4. Sociedade Brasileira de Pediatria (SBP). Manual de alimentação: orientações para alimentação do lactente ao adolescente, na escola, na gestante, na prevenção de doenças e segurança alimentar. 5.ed. São Paulo: SBP; 2024.

5. WHO Guideline for complementary feeding of infants and young children 6-23 months of age. Geneva: World Health Organization; 2023.
6. World Health Organization (WHO). Infant and young child feeding: model chapter for textbooks for medical students and allied health professionals. Geneva, 2009. Session 3, Complementary feeding. Disponível em: https://www.ncbi.nlm.nih.gov/books/NBK148957/. Acesso em: 18 fev. 2025.

13

Formas de comunicação em psicanálise: da relação mãe-bebê à mediação da palavra

Patricia Gipsztejn Jacobsohn

INTRODUÇÃO

O que é comunicação para a psicanálise? Como ela se efetua e o que é necessário para que ela ocorra adequadamente? E quando falha, quais as possíveis repercussões para o sujeito?

Para a psicanálise a comunicação está intimamente relacionada ao delicado encontro entre mãe (ou qualquer pessoa que exerça a função materna) e bebê, sendo mediada pelo corpo e pela linguagem. Psiquismo e corpo maternos têm papéis fundamentais. Neste capítulo serão abordados esses aspectos à luz de alguns conceitos psicanalíticos fundamentais.

CONSTITUIÇÃO PSÍQUICA: A IMPORTÂNCIA DO PSIQUISMO E DO CORPO MATERNO

Qual a trajetória do tornar-se humano? Como nos constituímos como sujeitos? Como aprendemos a ser? O que nos torna humanos? E que tipos de experiências e ferramentas são necessários?

"O sujeito não pode criar a si mesmo." Assim nos conta Thomas Ogden, para chamar a atenção sobre o desenvolvimento da subjetividade, que, para ser possível, depende das experiências intersubjetivas. A relação dialética entre subjetividade e intersubjetividade é sem fim na vida psíquica. A experiência intersubjetiva, porém, chega antes. É por meio da relação mãe/bebê que se inaugura o psiquismo do bebê.

O bebê humano tem a incrível característica de nascer despreparado, prematuro para a vida, em estado de desamparo, e por isso totalmente dependente de cuidados primordiais para sua sobrevivência física e psíquica. Podemos dizer que seus braços e suas pernas (ou o aparato para caminhar sozinho) advêm da relação e dos cuidados iniciais com a mãe. Esta faz um empréstimo delicado de seu corpo e psiquismo, servindo de anteparo para o bebê. O bebê nasce imerso em um caldeirão pulsional, ou seja, nasce imerso em um turbilhão de sensações e instintos que é ainda incapaz de representar, de entender ou nomear. Pensemos que ainda não há o advento da palavra ou a mediação do pensamento, pela imaturidade psíquica. Então o bebê inunda-se de sensações. Fome, sede, frio, sono, desconfortos gástricos e também estados emocionais são sentidos de forma caótica e desorganizada.

É a mãe quem ajuda o bebê a suportar, reconhecer e construir um espaço de mente, um mundo interno capaz de reter, conter e processar a experiência de estar no mundo, ou, dito de outra forma, é a mãe quem ajuda a construir um sentido de si mesmo.

Porém, é importante mencionar que, ainda que esse bebê seja faltante em tantos aspectos, ele é capaz de contar, de forma incipiente, quem ele é. Suas competências precisam ser reconhecidas. Esse bebê já demonstra, por exemplo, alguns recursos internos, como a habilidade em se comunicar, em se autorregular, em comunicar suas necessidades, em produzir interação com o mundo a sua volta. Ele só precisa de uma mãe atenta a ele e que possa, a partir das marcas impressas em seu próprio psiquismo, maternar esse bebê.

Diversos autores contribuíram teoricamente para a compreensão dessa relação. Winnicott[1] traz o conceito da mãe suficientemente boa, capaz de conter as angústias do bebê. O autor aponta para a importância da qualidade do contato e da relação. Para ele, o desenvolvimento psíquico se dá por meio dos processos de constituição de ego e *self*, onde a presença da mãe ou a devoção materna exerce um papel fundamental. Esta, estando atenta às necessidades de seu bebê, tem a função de decodificar as mensagens corporais do bebê e dar conta da excitação que este é ainda incapaz de elaborar.

Para o bebê, as primeiras experiências de satisfação da fome com o leite deixam uma marca indelével: a satisfação da fome física, que nunca mais será puramente física. Ela virá colada à experiência de amor e cuidado com a mãe. Podemos dizer que junto ao leite vêm também gotinhas de libido: o calor do corpo da mãe, seu cheiro, sua voz. A fome, a partir desse momento, será também uma fome de amor.

A criança depende da mãe para organizar-se, é ela quem delimita os contornos corporais por meio do *holding* e do *handling*,[2] auxiliando nos processos de integração e personalização. Para Winnicott, a mãe deve identificar-se com o bebê, passando por um processo em que resgata o bebê que ela foi; ela olha, acolhe e interpreta o bebê a partir das marcas que recebeu. Poderá olhar para o bebê como Freud dizia, "sua majestade o bebê" ou terá uma visão destroçada deste, sempre dependente de sua experiência.

O *holding* refere-se à sustentação, ao suporte físico e emocional a esse bebê, dependente da subjetividade materna. A tradução do termo em português seria "segurar", que delimita os cuidados concretos ao bebê, o colo (tão importante!), a contenção física e também a segurança emocional. Estando acolhido, sustentado, poderá ter um desenvolvimento emocional satisfatório. O *holding* fornece uma continuidade ao estado de ser, ou, dito de outra forma, uma estabilidade e previsibilidade ambientais, importantes para a integração psíquico-emocional.

O *handling* seria o manuseio corporal do bebê, por exemplo, o manuseio durante as mamadas, durante as trocas, durante o banho. Fornece ao bebê um contorno corporal, o que favorece a personalização desse bebê, a localização do *self* em um corpo próprio, a possibilidade, mais tarde, de integrar realidade interna e esquema corporal, corpo e psiquismo.

Forma e intensidade do *holding* e do *handling* vão variar durante as diferentes etapas desde bebê ou criança. O bebê paulatinamente vai se constituindo a partir do encontro desse vínculo inicial. Didaticamente, pode-se dizer que o bebê passa basicamente por duas fases: a da dependência absoluta e a da dependência relativa. Nesta última o bebê pode tomar consciência da importância dos detalhes do cuidado materno, e pode relacioná-los mais e mais a impulsos pessoais. Mais tarde, o bebê desenvolve a capacidade de tolerar a ausência dos cuidados. Isso é alcançado por meio da acumulação de memórias desses cuidados, da projeção de necessidades e da introjeção de detalhes da atenção materna, junto com o desenvolvimento da confiança no ambiente.

Mahler[3] utiliza a expressão autismo normal para falar da fase do desenvolvimento inicial em que o bebê apresenta um estado de primitiva desorientação alucinatória no qual a satisfação das necessidades pertence à sua própria e onipotente órbita autista. A partir do segundo mês, tem início a fase da simbiose normal, na qual o bebê, com seu ego primitivo, forma com a mãe um sistema onipotente, uma unidade dual, sendo o bebê totalmente dependente da mãe. A fusão é total. As sensações internas do bebê formam o núcleo do *self* e constituem o ponto central de cristalização do sentimento do *self*, em torno do qual irá se estabelecer um senso de identidade. A partir do terceiro mês os objetos começam a ser percebidos como objetos parciais inespecíficos ou gratificadores das necessidades. A fase simbiótica com a mãe vai aos poucos se rompendo. Isso ocorre principalmente com a locomoção e a consequente exploração mais ampla da realidade. A crescente autonomia da criança começa a corrigir um pouco da superestimação ilusória de sua onipotência. No decorrer da individuação, a internalização começa por meio de verdadeira identificação do ego com os pais.

Erik Erikson[4] chama de período oral ou incorporativo o período inicial ou modo pelo qual o bebê integra as experiências, além de seus instintos. À medida que está, em grande parte, limitado a uma simples incorporação de sensações, ele depende bastante de outras pessoas (ou da mãe). Seu ego, ainda incipiente, é incapaz de proporcionar-lhe um sentido preciso de continuidade. Assim, o bebê dependerá dos outros para tornar o mundo suficientemente predizível e ordenado. Devido a sua desproteção e dependência, o bebê precisa ter alguma certeza de que suas necessidades serão atendidas assim que forem manifestadas. A partir da regularidade e consistência segundo a qual as pessoas lhe respondem, armazena a imagem, memórias e expectativas. E, ao aprender que é capaz de fazer as outras pessoas aparecerem, ele também aprende que pode "confiar" nelas quando não estão presentes.

Segundo Erikson, a primeira idade do homem é caracterizada por um conflito nuclear entre confiança e desconfiança. Logicamente, é improvável que um bebê tenha todas as suas necessidades satisfeitas, a ponto de superar totalmente sua desconfiança, sem contar que certo grau de desconfiança é essencial. Então, para que o ego de uma criança comece o processo de construção de uma identidade, é desejável que a "balança" se incline para o lado da confiança.

Cada bebê tem um encontro específico com sua mãe, sustentado tanto por quem é essa mãe quanto por quem é esse outro que nasce. Qualquer um que tenha a experiência atravessada no corpo de uma maternidade de mais de um filho sabe da especificidade que surge em cada encontro, das histórias diferentes com cada bebê, das diferentes transferências com cada filho. Cada relação é uma dança única. E entram em jogo múltiplas facetas. A começar pelo fato de que somos frutos de uma confluência histórica entre um casal, atravessados por quem eles são, o que foram e também o que receberam como heranças transgeracionais. Aspectos referentes às múltiplas projeções desses pais a esse bebê, como esse bebê foi sonhado (e se foi sonhado), até a maneira como, por exemplo, a mãe interpretou os movimentos intraútero de seu bebê, como transcorreu a gestação, a experiência do parto e a famosa *golden hour*, as primeiras horas do encontro boca/seio (ou bebê e cuidador), entram nessa equação e dão o tom único de cada relação.

FUNÇÃO ALFA E CONTINENTE-CONTIDO: A CONTRIBUIÇÃO DE BION

Wilfred Bion,[5] ao desenvolver seus conceitos sobre a formação do pensamento e a comunicação, trouxe contribuições essenciais para entender o papel da mãe na transformação das emoções primitivas do bebê. Bion descreve a função alfa como a capacidade de transformar elementos sensoriais brutos e experiências emocionais caóticas (chamadas de elementos beta) em pensamentos organizados e compreensíveis (elementos alfa). Esse processo é fundamental para o desenvolvimento do pensamento simbólico e da capacidade de comunicação.

No início da vida, o bebê vivencia intensas sensações que ainda não podem ser simbolizadas ou organizadas. É a mãe quem intermedeia esse processo. Ela, com sua função alfa, contém as angústias e as experiências não processadas do bebê, transformando-as em algo que ele pode suportar e integrar em seu psiquismo. Esse processo de transformação ocorre no que Bion chamou de relação continente-contido: a mãe funciona como um "continente" para as projeções emocionais do bebê (contido), ajudando a dar significado a essas experiências confusas e caóticas.

Se a mãe desempenha adequadamente essa função, o bebê começa a internalizar sua própria capacidade de função alfa e a desenvolver a habilidade de transformar, mais tarde, suas emoções em palavras e pensamentos. Isso facilita o desenvolvimento do pensamento simbólico e da linguagem. Inicialmente permite que o bebê possa dar-se conta de suas experiências internas: reconhecendo, nomeando e podendo simbolizá-las. E, em um segundo momento, possa ser capaz de comunicá-las.

Por outro lado, se a mãe falha em realizar essa função – seja por ausência emocional ou incapacidade de conter as angústias do bebê –, esse pode ficar sobrecarregado por experiências sensoriais que não conseguem ser transformadas em elementos alfa. Isso pode resultar em uma falha na capacidade de pensar e simbolizar, levando a dificuldades futuras na comunicação, tanto verbal quanto emocional.

COMUNICAÇÃO E FALTA DE COMUNICAÇÃO

Em seu trabalho "Comunicação e falta de comunicação levando a um estudo de certos opostos",[6] Winnicott explora o fato de que a comunicação primária entre mãe e bebê é fundamental para o desenvolvimento psíquico. Ele argumenta que a capacidade de se comunicar depende da integração de experiências, facilitada pela mãe. Quando há falhas na comunicação - seja pela incapacidade da mãe de decodificar as necessidades do bebê ou pela falta de responsividade –, o bebê pode vivenciar estados de desintegração, afetando sua capacidade futura de se comunicar.

Bion complementa essa visão ao abordar a comunicação em termos de continência. A mãe não apenas responde ao bebê, mas transforma suas emoções primitivas em algo que pode ser simbolizado. A ausência dessa transformação pode resultar em dificuldades de comunicação, levando o bebê a sofrimentos psíquicos.

ESTADOS DE MENTE DESINTEGRADOS

Muitas vezes esses encontros mãe/bebê podem acontecer de forma desorganizada, desritmada, onde a melodia não compassa com o ritmo, o que resulta em estados de mentes não integrados, geradores de sofrimento e psicopatologias contemporâneas. Essa incontinência emocional sem outro capaz de conter e integrar faz com que os excessos se produzam também para fora, em uma excitação pulsional constante, irrefreável, incapaz de ser contida psiquicamente, que pode ser encontrada, por exemplo, em casos de transtorno de atenção e hiperatividade.

Somatizações, em geral, podem ser interpretadas como uma forma de reação em face do sofrimento emocional que não pôde ser simbolizado, ou seja, não pôde acontecer no plano da linguagem. Um sofrimento incapaz de ser processado na órbita psíquica que escoa para o corpo, transformando-o em um campo de batalha. Aquilo que deveria ser psíquico transforma-se em somático. Pode ocorrer a descarga no corpo (as somatizações), ou então uma descarga na ação, resultando nas atuações e compulsões, em suas formas mais variadas.[7]

As emoções não reconhecidas, incapazes de serem sentidas, nomeadas, pensadas ou representadas tanto para o próprio sujeito quanto para os outros e que demandam sentido, podem estar na base do que se concebe hoje como patologias do vazio (conceito guarda-chuva de arranjos limítrofes, que abarca patologias como depressões, estados autísticos e patologias narcísicas). São patologias que derivam do vazio mental, decorrentes de falhas precoces na relação mãe-bebê. Essa sintonia fina esperada na relação ficou prejudicada. Ocorre um desligamento psíquico, no qual o sentido de continuidade do *self* falhou de alguma forma. Pela ausência materna ou pela incapacidade do bebê de senti-la, a introjeção de seus cuidados e de sua capacidade de continência ficam prejudicadas, o que leva a perturbações de pensamento.

Nos transtornos alimentares, também pode ter ocorrido uma falha nas relações primordiais entre mãe e bebê. O investimento libidinal da mãe com o próprio corpo, com o corpo do bebê e com as experiências de prazer fica comprometido. Pode ter havido um fracasso de internalizações precoces, no qual o sentimento de segurança e de estabilidade fica prejudicado. A criança torna-se, então, incapaz de adquirir um conhecimento sobre seu corpo, suas sensações, suas necessidades e seus afetos.[8] Um corpo não subjetivado de forma amorosa, gentil e delicada ocupa demasiado espaço com suas dores, agonias, sofrimento, descompassos.

REFERÊNCIAS BIBLIOGRÁFICAS

1. Winnicott DW [1964]. O recém-nascido e sua mãe. In: Bebês e suas mães. São Paulo: Ubu; 2020.
2. Winnicott DW [1966]. A mãe dedicada comum. In: Bebês e suas mães. São Paulo: Ubu, 2020.
3. Mahler M. O processo de separação e individuação. Artes Médicas; 1982.
4. Erikson E. Infância e sociedade. Rio de Janeiro: Zahar; 1972.
5. Bion WR. Atenção e interpretação. Rio de Janeiro: Imago; 1991.
6. Winnicott DW [1963]. Comunicação e falta de comunicação levando a um estudo de certos opostos. In: Winnicott DW. Processos de amadurecimento e ambiente facilitador. São Paulo: Ubu; 2022.
7. MC Dougall J. Teatros do corpo: o psicossoma em psicanálise. São Paulo: Martins Fontes; 1996.
8. Fernandes MH. Transtornos alimentares. São Paulo: Casa do Psicólogo; 2006.

14

Triagem auditiva neonatal universal

Doris Ruthy Lewis

A convenção das Nações Unidas pelos Direitos Humanos, em 1989, estabelece o direito da criança a obter o mais alto padrão de saúde possível, e que possibilite o desenvolvimento de seu potencial máximo, no que se refere às habilidades físicas, mentais e intelectuais.[1]

JUSTIFICATIVA

A audição tem papel importante no desenvolvimento infantil, e a deficiência auditiva congênita pode trazer dificuldades significativas para a criança se não identificada e tratada em momento oportuno, ou seja, nos primeiros 6 meses de vida. Ao contrário, os relatos evidenciam que o diagnóstico e a intervenção precoces possibilitam o melhor desenvolvimento possível da fala, linguagem, cognitivo e psicossocial. Inclusive, as famílias podem lidar com as questões inerentes à deficiência auditiva, beneficiando-se desse diagnóstico precoce.[2]

As evidências mostram que a intervenção oportuna possibilita que as crianças com deficiência auditiva sejam expostas a uma comunicação de qualidade na vida diária, oferecendo melhores oportunidades ao longo da vida da criança.[3]

A Triagem Auditiva Neonatal Universal (Tanu) é considerada como uma estratégia para a identificação, diagnóstico e intervenção precoces. A prevalência da deficiência auditiva em neonatos e lactentes é de aproximadamente 2/1.000 nascidos vivos, e, apesar de ser considerada baixa, é importante ressaltar que a deficiência auditiva é invisível e pode passar desapercebida por 1 a 3 anos caso o neonato não seja testado antes da alta hospitalar.[2]

Tecnologias acessíveis foram desenvolvidas para uma avaliação confiável, a ser realizada antes da alta hospitalar na maternidade, com procedimentos eletrofisiológicos e eletroacústicos. No entanto, é importante lembrar que apenas a implementação da Tanu não é suficiente para que uma criança supere os efeitos gerados pela deficiência auditiva. A Tanu é apenas o início da investigação auditiva no neonato.[2,4,5]

METAS E CRITÉRIOS DE QUALIDADE

Algumas metas foram estabelecidas, considerando a qualidade de um programa de saúde auditiva neonatal. Essas metas envolvem as idades nas quais as crianças realizaram a Tanu, a idade em que concluíram o diagnóstico e a idade em que iniciaram o processo de intervenção. São esses três momentos que compõem a saúde auditiva neonatal. A Tanu, em suas etapas de teste, e reteste quando necessário, deve estar concluída no primeiro mês de vida. Aquelas crianças que são encaminhadas, por falha na Tanu, para avaliação médica e audiológica devem ter o diagnóstico concluído até o terceiro mês de vida. E a intervenção clínica, quando a deficiência auditiva é confirmada, é preconizada para ter início até o sexto mês de vida. Essas etapas são chamadas de processo/etapa 1-3-6.[6]

Para os programas que alcançarem as metas estabelecidas no processo 1-3-6, um novo desafio foi lançado, propondo que as etapas de identificação se mantenham no primeiro mês de vida, o diagnóstico seja concluído no segundo mês de vida e a intervenção possa ter início no terceiro mês de vida. Ou seja, o processo/etapa passaria a ser 1-2-3 (Figura 1).[4]

RECOMENDAÇÕES E DIRETRIZES NO BRASIL

A Tanu é a primeira ação em saúde auditiva neonatal, e deve ser oferecida a cada criança nascida no território nacional. No Brasil, em agosto de 2010, por meio da Lei federal n. 12.303, tornou-se obrigatória a Tanu, em crianças nascidas em todos os hospitais e maternidades de nosso país. No mesmo ano, o Comitê Multiprofissional em Saúde Auditiva (Comusa) publicou recomendações que visavam às boas práticas em saúde auditiva neonatal. O Ministério da Saúde, em 2012, seguiu a iniciativa, e publicou as Diretrizes de Atenção da Triagem Auditiva Neonatal. A Tanu deve ser realizada por profissional capacitado, fonoaudiólogo ou médico.[7-9]

Identificação – Tanu
1 mês de vida

↓

Diagnóstico médico e audiológico
2 ou 3 meses de vida

↓

Intervenção clínica e oportuna
3 a 6 meses de vida

FIGURA 1 Fluxo do processo de saúde auditiva neonatal com as idades apropriadas para triagem auditiva, diagnóstico e intervenção.
Tanu: Triagem Auditiva Neonatal Universal.

TÉCNICAS UTILIZADAS

A Tanu tem o objetivo de utilizar um procedimento rápido e simples, visando identificar aqueles com maior probabilidade de apresentar a deficiência auditiva congênita ou adquirida no período neonatal ou perinatal.

As técnicas utilizadas para essa identificação são os procedimentos objetivos eletrofisiológicos ou eletroacústicos. O registro do Potencial Evocado Auditivo de Tronco Encefálico – Automático (Peate-a) é utilizado desde a década de 1980, em especial nos neonatos que têm indicadores de risco para a deficiência auditiva (IRDA), ou que permaneceram em uma unidade de terapia intensiva neonatal (Utin) por mais de 5 dias. Na década de 1990, surgiu uma nova metodologia para a realização da Tanu, com o registro das Emissões Otoacústicas Evocadas (Eoae), de mais fácil aplicação, e normalmente utilizada em neonatos que permanecem em alojamento conjunto (AC).[4,6]

Ambas as técnicas têm alta sensibilidade e especificidade para a realização da Tanu, e substituíram as técnicas de observação do comportamento auditivo utilizadas anteriormente à década de 1980. Os resultados podem ser nomeados de “passa” na Tanu, ou “falha” na Tanu.[4,6]

É recomendado que as crianças que não passem na Tanu no momento da alta hospitalar possam realizar um reteste no prazo de 15-20 dias, pois esse resultado pode estar relacionado à presença de vérnix remanescente do parto na orelha da criança. Crianças que permaneceram na Utin e não passaram na Tanu podem ser encaminhadas diretamente ao diagnóstico, por terem maior chance/risco de apresentar uma deficiência auditiva.[4,6]

Dessa forma, os profissionais que realizam a Tanu na alta hospitalar na maternidade devem criar um fluxo que compreende as etapas de teste e reteste, com técnicas adequadas a cada situação clínica do bebê, permanência na Utin ou no AC, além de presença de IRDA na história clínica. Se a falha permanecer após o reteste, o neonato deve ser encaminhado imediatamente para diagnóstico médico e audiológico.[4,8,9]

São considerados IRDA:

- História familiar de deficiência auditiva permanente na infância.
- Permanência na Utin por mais de 5 dias.
- Hiperbilirrubinemia com necessidade de sanguineotransfusão.
- Administração de drogas ototóxicas.
- Asfixia ou encefalopatia hipóxica isquêmica.
- Oxigenação por membrana extracorpórea (Ecmo).
- Infecções congênitas (toxoplasmose, rubéola, herpes, sífilis, citomegalovírus, Zika vírus).
- Malformações craniofaciais (fissura palatina, microcefalia, hidrocefalia, microtia, microftalmia, anomalias de osso temporal).
- Síndromes que cursam com surdez.
- Meningite bacteriana ou viral.
- Infecções pós-natais (herpes, varicela e encefalopatia).
- Traumatismo craniano.
- Quimioterapia.[4,6]

A falha na Tanu deve ser comunicada à família, oralmente, por escrito e de forma explicativa, esclarecedora, e com acolhimento aos pais para esclarecimentos, na alta hospitalar. Os profissionais da saúde responsáveis pelo acompanhamento da saúde da criança, seja na Atenção Primária, no Sistema Único de Saúde (SUS) ou na rede privada, por meio dos pediatras, devem ser comunicados da necessidade de continuidade do processo de confirmação da deficiência auditiva quando a criança apresentou falha na Tanu. A compreensão do processo da Tanu, e dos passos subsequentes, é de grande importância para que a família possa dar continuidade ao processo de diagnóstico.[4]

Desde o início da implantação da Tanu, na década de 1990, uma das preocupações dos profissionais da área da audiologia foi quanto à ansiedade dos pais após a falha de seu bebê na Tanu. Alguns estudos mostraram que a ansiedade dos pais era similar tanto para aqueles que passaram como para aqueles que falharam na Tanu. Outros estudos mostraram que alguns pais que receberam o resultado de falha dos bebês na Tanu apresentaram um sentimento de negação, e podem não dar sequência ao processo. Outros demonstraram tristeza, raiva, depressão, frustração e choque ao terem conhecimento da falha do bebê na Tanu. Foi evidenciado que os pais dos bebês que falharam na Tanu apresentaram um nível de ansiedade maior.[10,11]

Dessa forma, o responsável pela Tanu deve ter a compreensão da importância de sua atuação no momento de comunicar aos pais o resultado do teste na maternidade, em especial quando houver a falha do bebê nessa etapa. O acolhimento dos pais pode fazer diferença para que as próximas etapas, de reteste, de comparecimento ao diagnóstico e de continuidade para intervenção, ocorram de forma satisfatória.

REFERÊNCIAS BIBLIOGRÁFICAS

1. United Nations Human Rights. Convention on Rights of the Child. 1989. Disponível em: https://www.ohchr.org/en/instruments-mechanisms/instruments/convention-rights-child. Acesso em: 10 out. 2024.
2. World Health Organization (WHO). Hearing screening: considerations for implementation. Geneva, 2021. Licence: CC BY-NC-SA 3.0 IGO.
3. Yoshinaga-Itano C, Carr G, Davis A, et al. Coalition for Global Hearing Health Hearing Care Pathways Working Group: guidelines for clinical guidance for readiness and development of evidence-based early hearing detection and intervention programs. Ear & Hearing. 2024;45(5):1071-88.
4. Joint Committee on Infant Hearing (US JCIH). Year 2019 position statement: principles and guidelines for early hearing detection and intervention programs. The Journal of Early Detection and Intervention. 2019;4(2):1-44. Disponível em: https://digitalcommons.usu.edu/cgi/viewcontent.cgi?article=1104&context=jehdi. Acesso em: 9 ago. 2024.
5. Yoshinaga-Itano C. Newborn Hearing screening and EHDI. In: Yoshinaga-Itano C (ed.). Fast facts: early hearing detection and intervention. Oxford: S. Karger Publishers; 2023.
6. Joint Committee on Infant Hearing (US JCIH). Year 2007 position statement: principles and guidelines for early hearing detection and intervention programs. Pediatrics. 2007;120:898-921.
7. Brasil. Lei n. 12.303, de 2 de agosto de 2010. Dispõe sobre a obrigatoriedade de realização do exame denominado Emissões Otoacústicas Evocadas. Disponível em: https://www.planalto.gov.br/ccivil_03/_ato2007-2010/2010/lei/l12303.htm. Acesso em: 1 ago. 2024.
8. Lewis DR, Marone SAM, Mendes BCA, et al. Multiprofessional Committee on Auditory Health. Comusa. Brazilian Journal of Otorhinolaryngology. 2010;76(1):121-8.

9. Brasil. Ministério da Saúde. Diretrizes da atenção à triagem auditiva neonatal. 2012. Disponível em: https://bvsms.saude.gov.br/bvs/publicacoes/diretrizes_atencao_triagem_auditiva_neonatal.pdf. Acesso em: 1 ago. 2024.
10. Mazlan R, Razak NFA. Does newborn hearing screening cause anxiety among mothers? A cross-sectional study from a tertiary hospital in Malaysia. The Egyptian Journal of Otolaryngology. 2023;39:156.
11. Vincy VKB, Seethapathy J, Boominathan P. Parental anxiety towards "refer" results in newborn hearing screening (NHS) in South India: a hospital-based study. International Journal of Pediatric Otorhinolaryngology. 2019;116:25-9.

15

Da escuta à palavra

Cristina Ornelas Peralta
Mariane Perin da Silva Comerlatto

A audição tem um papel crucial para o desenvolvimento da linguagem nos seres humanos. Sabe-se que qualquer alteração em seu funcionamento – seja a diminuição da acuidade auditiva ou a ausência desse sentido – afeta diretamente o desenvolvimento e o desempenho comunicativo da criança com o meio. Bower et al.[1] afirmam que bebês e crianças que têm limiares auditivos alterados desde a primeira infância e que não tiveram a oportunidade de uma habilitação auditiva precoce apresentam, muitas vezes, atraso no desenvolvimento e déficits permanentes, impactando diretamente a memória sequencial, pensamento abstrato, funções executivas, baixo desempenho acadêmico e dificuldades socioemocionais.

A evidência científica confirma tal premissa, e, por meio dela, diretrizes, recomendações e políticas de atenção à saúde auditiva foram cuidadosamente elaboradas e são aplicadas atualmente. O Joint Committee on Infant Hearing (JCIH)[2] aponta que a triagem auditiva neonatal realizada no primeiro mês de vida é o primeiro passo necessário para a identificação de perdas auditivas em neonatos, contudo ela não garante que as próximas etapas de identificação, diagnóstico e intervenção oportunas ocorram.*

* O JCIH publicou em 2019 diretrizes atualizadas refletindo a importância da saúde auditiva de neonatos. O Comitê sugere o cumprimento da meta 1-3-6, ou seja, preconiza que as crianças com perdas auditivas sejam identificadas o mais cedo possível, idealmente antes de completarem 1 mês de vida; que o diagnóstico seja confirmado até os 3 meses e que a intervenção apropriada seja iniciada no mais tardar até os 6 meses de idade do bebê. Nos países em que esse protocolo já é cumprido, o Comitê sugere que apliquem os tempos 1-2-3, possibilitando que as etapas sejam ainda mais céleres.

Para tanto, ações sólidas e planejadas em saúde e a formação continuada de profissionais que atuam nesse momento com os bebês são também um fator primordial para o sucesso de programas de detecção e intervenção precoce das perdas auditivas.

Nos últimos anos, o Brasil tem registrado avanços significativos nos programas de triagem auditiva e diagnóstico na saúde pública, impulsionados pela implementação da Lei n. 12.303/2010, que tornou obrigatória a realização do "Teste da Orelhinha" em recém-nascidos. Essa lei, somada a outras previstas dentro da Política Nacional de Saúde Auditiva (Portaria n. 2.073/2004), prevê a ampliação do acesso à triagem auditiva neonatal, permitindo a identificação precoce de perdas auditivas e possibilitando intervenções mais eficazes nos primeiros meses de vida. Contudo, apesar de as políticas serem favoráveis aos cuidados com a audição, é imprescindível intensificarmos o apoio aos programas de capacitação aos profissionais da saúde para que eles possam validar a importância do cuidado e da atenção à saúde auditiva. Esse olhar é uma oportunidade para as crianças com perda auditiva terem acesso a tecnologias avançadas precocemente, impactando positivamente o processo de (re)habilitação auditiva.

Além do diagnóstico oportuno da perda auditiva (aqui entendemos oportuno o diagnóstico obtido no tempo possível para a família, que não necessariamente é o almejado pelos padrões clínicos apresentados anteriormente), alguns pontos devem ser cuidadosamente observados durante o processo de (re)habilitação auditiva. São eles: o acesso auditivo ideal, o desenvolvimento infantil típico, a prática terapêutica especializada, a participação efetiva da família e a parceria com a escola e demais redes de apoio da criança.

O acesso auditivo ideal é resultado do uso de tecnologias que atendam às necessidades auditivas da criança, possibilitando o máximo benefício da estimulação auditiva e audibilidade a todos os sons de fala. Para tanto, os dispositivos eletrônicos devem ser selecionados e programados para as características da perda auditiva da criança e acompanhados regularmente por equipes profissionais experientes e capacitadas.

Espera-se que uma tecnologia bem adaptada possibilite à criança uma audibilidade de 20 a 25 dB. Ainda, os especialistas indicam que as tecnologias auditivas devem ser usadas pela criança pelo menos 10 horas por dia.[3] A garantia de tais aspectos oferece à criança a possibilidade de desenvolver as habilidades auditivas e, consequentemente, a linguagem falada equiparadas a seus pares com audição típica.

Crianças requerem cerca de 20 mil horas de experiências auditivas nos primeiros 5 anos de vida para desenvolver uma estrutura neural para a alfabetização, e os 3 primeiros anos de vida são a base para todo pensamento e aprendizagem que está sendo construída por meio da conversa com os pais e sua interação conversacional. Portanto, quando há um trabalho precoce, existe a possibilidade de manter a sincronia do desenvolvimento, pois as etapas temporais serão respeitadas e a criança cumprirá os marcos do desenvolvimento no tempo em que está biologicamente predestinada a fazer.[3]

É essencial que profissionais e familiares colaborem diariamente para criar oportunidades de interação que estimulem o uso da linguagem em contextos significativos. Além disso, é indispensável monitorar regularmente o desenvolvimento das habilidades auditivas e linguísticas por meio de instrumentos e indicadores padronizados, com o objetivo de aproximar as respostas e *performances* das crianças das de seus pares ouvintes, considerando o desenvolvimento típico da audição e da linguagem um marcador essencial da prática. Nesse sentido, o terapeuta deve realizar avaliações frequentes da criança e, em parceria com a família, elaborar um planejamento terapêutico individualizado, alinhado aos marcos típicos do desenvolvimento infantil.

É importante considerar que nenhuma habilidade é adquirida sem prática, ou seja, as crianças aprendem a escutar praticando a escuta. Diante dessa afirmação, e na presença de um comprometimento auditivo apresentado pela criança, é preciso considerar que, quanto menor for a redundância intrínseca em decorrência de uma perda auditiva, mais redundante deverá ser o sinal extrínseco a ser recebido por ela. Portanto, é preciso garantir acesso tecnológico e, principalmente, ofertar um ambiente propício e que facilite seu desenvolvimento auditivo. Isso pode ser oferecido por meio do controle acústico do ambiente, do uso de técnicas e estratégias que priorizem o acesso auditivo e, principalmente, da imersão da criança em um ambiente que ofereça acesso a uma linguagem significativa.

Tais apontamentos retomam a importância de outros dois pontos cruciais levantados anteriormente e que devem ser cuidadosamente considerados no processo de (re)habilitação auditiva: o acompanhamento terapêutico especializado e o envolvimento efetivo da família durante todas as fases.

Tão importante quanto o acesso e o uso dos dispositivos auditivos pela criança e o domínio das técnicas e estratégias auditivas pelo profissional é oferecer para a criança e sua família uma intervenção terapêutica pautada em uma escuta sensível, empática e capaz de respeitar o conhecimento e o momento atual da família, a fim de apoiá-los com as melhores informações. Dessa forma, poderão ofertar para o bebê/a criança um ambiente rico em estímulos, acolhedor e instrumentalizado para o suporte necessário a todas as necessidades e desafios inerentes a seu desenvolvimento de forma mais integral.

Acreditamos que, a partir de uma escuta apurada e ativa, os profissionais passam a construir de forma colaborativa com os pais e cuidadores ferramentas e repertórios para propor e planejar estratégias mais assertivas de apoio e suporte, tanto para o bebê/a criança como para sua família durante o processo de (re)habilitação auditiva.

Nossa experiência clínica é pautada em princípios e abordagens centradas na família, e a escuta e a atenção aos cuidadores são os pilares primordiais do nosso trabalho. A integração precoce e efetiva entre os profissionais envolvidos no diagnóstico, na (re)habilitação e as famílias é o aspecto que, para nós, autoras, deve ser perseguido no processo de acompanhamento dos bebês diagnosticados com perdas auditivas.

Um dos grandes desafios dos terapeutas que trabalham com crianças e famílias na primeira infância é: como, após um diagnóstico de perda auditiva, oferecer informações relevantes e de qualidade, respeitando a delicadeza desse momento tão desafiador para a família? E como equilibrar a escuta atenta com uma comunicação clara e respeitosa, de forma que os pais possam, de fato, assimilar e se beneficiar do fluxo intenso de informações essenciais que lhes são oferecidas?

Em consonância com a etapa de adaptação da tecnologia auditiva, é ideal que um terapeuta acompanhe a família e discuta as possibilidades terapêuticas a serem oferecidas para a criança. Autores da área destacam que não há uma regra ou mesmo uma abordagem que seja a mais adequada para todas as crianças, pois na intervenção precoce a individualização é a norma e não a exceção.[4,5]

Aproximadamente 90 a 95% das crianças com perdas auditivas nascem em famílias com pais ouvintes,[6] portanto é comum que eles busquem por profissionais e abordagens que tenham como foco a comunicação verbal.

A preferência dos pais e familiares por abordagens verbais é geralmente a mais comum, pois estas estão mais alinhadas às expectativas relacionadas à chegada de um filho que compartilhe características semelhantes às suas. Além disso, a maior familiaridade com a língua oral representa um desafio a menos, reforçando uma conexão mais próxima entre os pais, o novo membro da família e o contexto social. Essa escolha frequentemente reflete a busca por uma marca singular na experiência de parentalidade.

Nesse sentido, o profissional deve estar empenhado em considerar as escolhas da família como o centro do processo terapêutico. Cabe a ele proporcionar às famílias suporte individualizado e informações específicas para o desenvolvimento da linguagem e da comunicação, fornecendo exposição a modelos de linguagem o mais cedo possível para garantir condições cognitivas, emocionais, e desenvolvimento educacional. Além disso, é necessário reconhecer que algumas crianças e famílias podem se beneficiar de uma rede de apoio ampla e diversificada.[2]

Cabe aqui reafirmar a importância de a família ser apoiada por um profissional especializado, que entenda e embase sua prática em abordagens com evidências científicas consolidadas, compreenda as técnicas terapêuticas que auxiliam no desenvolvimento infantil, auditivo e de linguagem da criança, mas, acima de tudo, saiba a importância de centralizar a família como o verdadeiro alvo dentro do processo terapêutico e, dessa forma, tenha técnica para facilitar o aprendizado da família durante o processo. A proposta, segundo Melo et al.,[7] é guiar os pais e cuidadores da criança para que possam desenvolver e expandir as próprias habilidades e tornar-se facilitadores do progresso da criança em seu dia a dia.

É importante lembrarmos de estarmos atentos, enquanto fonoaudiólogos, não apenas às questões relacionadas às especificidades da clínica da audição e da linguagem, mas também a todos os aspectos que circundam a primeira infância. Nosso compromisso é zelar pelo desenvolvimento integral da criança e de sua família. Sabemos que os primeiros anos de vida são decisivos para a constituição do sujeito e para o estabelecimento das relações primárias com seus cuidadores. Nesse sentido, a construção e o fortalecimento de laços e vínculos seguros devem ser observados e trabalhados com atenção por todos os profissionais que acompanham as famílias nesse período crucial.

Encerramos este capítulo reafirmando que a audição é a ponte que conecta a criança ao mundo da linguagem oral, possibilitando a construção da comunicação e do vínculo com aqueles ao seu redor. Do primeiro som percebido ao desenvolvimento da fala, cada etapa desse percurso é impulsionada pelo envolvimento ativo da família e pelo suporte adequado de profissionais comprometidos com o desenvolvimento integral do bebê/da criança.

Quando oferecemos às crianças com perda auditiva os recursos certos, não apenas facilitamos sua jornada de escuta e fala, mas também ampliamos suas oportunidades de expressão, aprendizado e pertencimento. Assim, ao nutrirmos esse processo com acolhimento e conhecimento, garantimos que cada criança tenha a chance de transformar a escuta em palavras e as palavras em conexão.

REFERÊNCIAS BIBLIOGRÁFICAS

1. Bower C, Reilly BK, Richerson J, Hecht JL; Committee on Practice & Ambulatory Medicine; Section on Otolaryngology – Head And Neck Surgery. Hearing Assessment in infants, children, and adolescents: recommendations beyond neonatal screening. Pediatrics. 2023;152(3):e2023063288.
2. Joint Committee on Infant Hearing (JCIH). Year 2019 position statement: principles and guidelines for early hearing detection and intervention programs. 2019;4(2):1-44.
3. Cole EB, Flexer C. Children with hearing loss: developing listening and talking, birth to six. 4.ed. Plural Publishing; 2019.
4. Melo ME. Terapia auditiva – verbal. In: Melo ME, Silva PB, Guedes MC. Terapia auditiva – verbal. Thieme Revinter; 2025.
5. Sarant J, Geers, A. The effect of communication mode on learning outcomes for children with severe-profound hearing loss: a review. In: Marschark M, Knoors H (eds.). The Oxford handbook of deaf studies in learning and cognition. Oxford Academic; 2020. p.60-77.
6. Moores D. Educating the deaf: Psychology, principles, and practices. Houghton Mifflin; 2001.
7. Melo ME, Soman U, Voss J, et al. Listening and spoken language specialist auditory--verbal certification: self-perceived benefits and barriers to inform change. Perspectives of the Asha Special Interest Groups. 2022;7:1828-52.

BIBLIOGRAFIA CONSULTADA

1. Comerlatto MPS, Moret ALM, Mendes BCA. Fundamentos do processo terapêutico na deficiência auditiva. In: Lopes L, et al. Tratado de fonoaudiologia. 3.ed. Barueri: Manole; 2025. p.139-48.
2. Flexer C, Wolfe J. Auditory brain development and auditory-verbal therapy. In: Estabrooks W, Morrison HM, MacIver-Lux K (eds.). Auditory-verbal therapy: science, research, and practice. San Diego: Plural Publishing; 2020.
3. Melo ME, Levy CCAC. Abordagem centrada na família de serviços fonoaudiológicos para bebês e crianças pequenas surdas. In: Levy CCAC. Manual de audiologia pediátrica. Barueri: Manole; 2022. p.165-76.
4. Morrison MC. Development of listening in auditory-verbal therapy. In: Estabrooks W, Morrison HM, MacIver-Lux K (eds). Auditory-verbal therapy: science, research, and practice. San Diego: Plural Publishing; 2020.

16

Desenvolvimento auditivo: desvendando os caminhos da audição e linguagem infantil

Gustavo F. Tognini Rodrigues

A linguagem infantil desperta especial interesse e atenção por parte dos profissionais de saúde e educação envolvidos no cuidado de crianças. Seja no ambiente escolar ou no acompanhamento médico, há um olhar atento para o neurodesenvolvimento e para a evolução da linguagem, verificando se está adequada à faixa etária correspondente.

Mas qual o caminho no neurodesenvolvimento normal ou típico que permitiria um adequado desenvolvimento da linguagem? E qual a importância da audição nesse processo? Essas são perguntas que desafiam profissionais de saúde, educadores e familiares no acompanhamento de crianças com alteração do neurodesenvolvimento ou com atrasos na fala e na linguagem.

Neste capítulo será abordado o aspecto biológico do desenvolvimento da linguagem, separado dessa maneira apenas de forma didática para melhor compreensão. É importante ter em mente que os aspectos psíquicos e biológicos acontecem simultaneamente no desenvolvimento normal da linguagem, sendo complementares. Não se explica o desenvolvimento normal de linguagem sem o psiquismo ou sem o aspecto biológico e ambiental.

A audição e o processamento dos sons ambientais pelo sistema auditivo, quando íntegro, são fundamentais para o desenvolvimento normal da linguagem falada.

Desde muito cedo, a criança é exposta a uma cena acústica complexa, composta por sons com múltiplas estruturas harmônicas. Para que esses sons sejam corretamente processados, eles precisam ser detectados e conduzidos sem distorções ao longo do tronco encefálico auditivo até o córtex auditivo. Os sons da fala, por sua vez, também são complexos e contêm ricas estruturas harmônicas e formantes. O sistema auditivo deve processar esses formantes de maneira precisa, permitindo que cheguem sem distorções ao córtex auditivo, onde serão detectados e diferenciados como palavra ou não palavra.

Esse processamento dos sons de fala se inicia em nível subcortical ou, em outras palavras, de forma subconsciente. Podemos chamá-lo de processamento auditivo. Embora o exame fonoaudiológico processamento auditivo central (PAC) só seja indicado a partir dos 7 anos de idade, quando o sistema auditivo já está suficientemente maduro para serem avaliadas suas habilidades, o processamento temporal dos sons da fala já está presente desde o nascimento.

A compreensão do processamento temporal está relacionada à eletrofisiologia da audição. A cóclea transforma o estímulo sonoro (estímulo acústico) em potenciais elétricos que são conduzidos pelo nervo coclear por todo o tronco auditivo encefálico até o córtex auditivo (primário, secundário e terciário).

A detecção de palavras e não palavras ocorre no córtex auditivo primário e depende da exposição precoce aos fonemas da língua materna. Essa exposição aos fonemas deve ocorrer nos primeiros anos de vida para garantir o desenvolvimento adequado das habilidades linguísticas.

A capacidade de detecção desses fonemas como formantes de fala é mantida em crianças expostas à língua materna falada. Temos inventários fonéticos comuns a algumas línguas, por exemplo, línguas latinas, mas também temos fonemas específicos de outras línguas, como ocorre no mandarim. Se não houver exposição precoce a esses fonemas o sistema auditivo não os reconhece e não os diferencia, em nível cortical, como palavras e não palavras. Isso explica, em parte, a maior dificuldade na aquisição de uma segunda língua em idade mais avançada.

A maneira como esses potenciais elétricos permitem a condução dos formantes de fala tem sido objeto de inúmeros estudos eletrofisiológicos da audição. A maioria desses estudos utiliza como estímulo sonoro as sílabas /ba/, /ga/ ou /da/, sintetizadas por *softwares* específicos. Durante o exame, a sílaba é apresentada à criança em fones de ouvido, enquanto eletrodos posicionados na fronte e na mastoide captam as ondas do traçado eletroencefalográfico em resposta ao estímulo sonoro. Essas ondas são a resposta eletrofisiológica da audição, e seu estudo permite a compreensão do processamento dos sons da fala pelo sistema auditivo. O exame aqui descrito é chamado de *frequency following response* ou FFR.

O FFR é um potencial evocado auditivo do tronco encefálico (Peate) de média latência, cujo estímulo sonoro utilizado mimetiza os sons complexos ambientais a que as crianças estão expostas no cotidiano. Por isso, possibilita o estudo de como o sistema auditivo processa esses sons.

Embora seja um potencial em constante estudo e discutido em inúmeras publicações científicas, ainda não está disponível na prática clínica na maioria dos serviços de audiologia. Mas convém sua abordagem neste capítulo para fins didáticos e de melhor compreensão do processamento dos sons de fala em nível subcortical e cortical.

Ainda no aspecto biológico, esses potenciais elétricos medidos como ondas no traçado eletroencefalográfico do FFR têm um padrão peculiar de condução temporal. Então os potenciais eletrofisiológicos da audição são conduzidos temporalmente no tronco auditivo encefálico? Sim, e por isso dizemos processamento temporal dos sons de fala ou formantes de fala. É esse processamento temporal que permite a fidelidade de condução das informações fonéticas da linguagem falada.

A maneira como ocorre o processamento temporal dos formantes de fala pode ser mais bem estudada, na eletrofisiologia, por meio do FFR.

A frequência fundamental (F0) é definida como a mais baixa frequência de uma onda periódica, correspondendo à periodicidade do som. Os harmônicos são múltiplos inteiros da frequência fundamental e tipicamente estão presentes no FFR. Os formantes, por sua vez, são harmônicos com maior amplitude do que os demais sons.

Aplicando esses conceitos à eletrofisiologia, o estímulo sonoro complexo da sílaba /da/ contém múltiplas frequências altas (formantes), que são moduladas por uma frequência baixa (frequência fundamental). A energia espectral dessas frequências mais altas está presente na sílaba, sendo chamada de estrutura temporal fina (FFRtfs), enquanto a energia correspondente à frequência fundamental é chamada de envelope temporal (FFRenv).

Uma das pistas mais importantes na percepção dos sons da fala é o "tom da voz" (timbre), que é a pista perceptiva relacionada ao espectro do som, especialmente à frequência fundamental (F0). A F0 de um som de fala corresponde à taxa de pulso glótico (frequência de vibração das pregas vocais durante a fonação), muda com o contorno do tom e contribui para a percepção de prosódia, segmentação lexical e identidade do locutor. A prosódia tem relação perceptual com o hemisfério cerebral direito, no lobo temporal direito mais especificamente. É fundamental para a compreensão emocional e pragmática da linguagem, envolvendo também outras áreas cerebrais além do lobo temporal direito.

A fala pode ser considerada como muitos portadores de alta frequência de informação fonética (formantes da fala ou estrutura temporal fina), sendo modulados por frequências mais baixas (frequência fundamental ou envelope temporal), contendo informações de altura. Quando uma frequência portadora mais alta é modulada por uma frequência mais baixa, a frequência de modulação atua como uma chave "liga/desliga", controlando a intensidade da frequência portadora. Esse fenômeno ocorre devido à organização não linear da cóclea, onde frequências agudas são processadas na base e as frequências graves no ápice. A informação da frequência de modulação será mantida pela taxa de disparo no nervo coclear e no tronco encefálico auditivo, que se refere, em outras palavras, a intervalos de tempo entre potenciais de ação gerados em fibras nervosas dessas estruturas. Isso explica a fidelidade de condução do estímulo sonoro complexo ao longo do tronco encefálico auditivo, onde há preservação das duas principais informações acústicas do estímulo sonoro, o envelope temporal (frequência fundamental) e a estrutura temporal fina (formantes da fala).

Uma vez que o estímulo acústico atinge o córtex auditivo primário e secundário, é iniciado o processamento fonológico da fala, no giro temporal superior esquerdo, do lobo temporal, do sentido posterior para anterior do lobo. Então é extremamente importante a chegada desse estímulo sem distorção e com seus elementos acústicos preservados. A partir daí, áreas mais complexas da linguagem com conexões com o córtex pré-frontal passam a atuar conjuntamente. Nesse momento funções corticais superiores como memória de trabalho, atenção, controle inibitório e áreas motoras da fala passam a interagir na orquestração da fala ou linguagem falada, além de áreas do córtex auditivo terciário, ditas associativas.

É nesse cenário, tão complexo quanto especializado, que compreendemos a linguagem falada não apenas de forma auditiva periférica, mas também cerebral ou central. Estamos aptos, a partir desse ponto, biologicamente, à organização da fala. Mas discorrer sobre a linguagem falada demandaria um novo capítulo que permitisse o estudo sobre o córtex pré-frontal e funções cognitivas, áreas motoras da fala como área de Broca e lobo da ínsula (responsável pela função cortical superior de praxia), além dos aspectos psíquicos da linguagem.

A linguagem está intimamente relacionada à audição, principalmente quando consideramos a linguagem falada, mas não se limita a esse sentido. Em um entendimento mais amplo, a linguagem extrapola áreas corticais tradicionalmente conhecidas do processamento fonológico (lobo temporal do hemisfério cerebral esquerdo), relacionando-se também com a área motora pré-frontal (área de Broca e lobo da ínsula), córtex auditivo terciário (onde encontramos inter-relações com outros sentidos) e cerebelo.

Então, para falar, necessitamos de precisão perceptual auditiva, um perfeito funcionamento das funções corticais superiores (cognitivas), exposição ambiental à fala, interesse e afeto pelo interlocutor ou, em outras palavras, interação com o outro motivada por afeto. Não é de estranhar, dada a complexidade da linguagem, quão desafiador pode ser avaliar e compreender uma criança com atraso de fala ou transtorno de linguagem.

Uma abordagem multidisciplinar, envolvendo otorrinolaringologistas, fonoaudiólogos, foniatras e neurologistas, permite uma avaliação ampla da linguagem infantil e um acertado planejamento terapêutico, ações essenciais para alcançar o melhor potencial linguístico dessas crianças.

BIBLIOGRAFIA CONSULTADA

1. Ananthakrishnan S, Krishnan A, Bartlett E. Human frequency following response. Ear Hear. 2016;37(2):e91-103.
2. Banai K, Abrams D, Kraus N. Sensory-based learning disability: insights from brainstem processing of speech sounds. Int J Audiol. 2007;46:524-32.
3. Basu M, Krishnan A, Weber-Fox C. Brainstem correlates of temporal auditory processing in children with specific language impairment. Dev Sci. 2010;1:77-91.
4. Elmahallawi TH, Gabr TA, Darwish ME, Seleem FM. Children with developmental language disorder: a frequency following response in the noise study. BJORL. 2021;1052.
5. Gockel HE, Carlyon RP, Mehta A, Plack CJ. The frequency following response (FFR) may reflect pitch-bearing information but is not a direct representation of pitch. JARO. 2011;12(6):767-82.
6. Krizman J, Kraus N. Analyzing the FFR: a tutorial for decoding the richness of auditory function. Hear Res. 2019;382:107779.
7. Lesica NA, Grothe B. Dynamic spectrotemporal feature selectivity in the auditory midbrain. J Neurosci. 2008;28(21):5412-21.
8. Musacchia G, Ortiz-Mantilla S, Roesler CP, et al. Effects of noise and age on the infant brainstem response to speech. Clin Neurophysiol. 2018;129(12):2623-34.

17

Autismo, um espectro sob diversas óticas

Alessandra Inácio

INTRODUÇÃO

O transtorno do espectro do autismo (TEA) é um transtorno do neurodesenvolvimento que se manifesta por déficits persistentes qualitativos e significativos nas habilidades sociocomunicativas, bem como padrões comportamentais, atividades ou interesses restritos, repetitivos e inflexíveis associados a um forte componente genético.

Segundo o DSM-5, Manual Estatístico e Diagnóstico da Academia Americana de Psiquiatria,[1] os sintomas devem estar presentes precocemente no período de desenvolvimento e causar prejuízo significativo diário no funcionamento social, profissional e em outras áreas de interesse.

Os transtornos do neurodesenvolvimento são um grupo de condições complexas com manifestações clínicas precoces na infância, de caráter persistente e que decorrem de alterações no desenvolvimento do Sistema Nervoso Central mediadas por influências genéticas e do meio ambiente.

A deficiência intelectual, os transtornos de comunicação, os transtornos motores, os transtornos específicos do aprendizado e o transtorno de déficit de atenção e hiperatividade são classificados também como transtornos do neurodesenvolvimento pelo DSM-5.

Tanto o quadro clínico como a etiologia e a resposta às terapias de todos os transtornos de neurodesenvolvimento são bastante heterogêneos. Há também uma forte sobreposição entre eles, e não existe uma característica clínica ou um marcador biológico específico para nenhuma dessas condições.

O transtorno do espectro do autismo, assim como os demais transtornos do neurodesenvolvimento, é maior que os sintomas que o definem.

As crianças diagnosticadas dentro do espectro do autismo podem apresentar muito mais do que déficits sociocomunicativos e comportamentos restritos e repetitivos, como questões sensoriais, de coordenação motora, de atenção e memória, dificuldades escolares, transtornos do humor, entre outros.

Apesar de todos apresentarem as características nucleares do transtorno, a combinação dos sintomas é muito variável entre eles. Portanto, as terapias têm que ser pensadas em função das demandas de cada paciente e não do diagnóstico em si.

HISTÓRICO, EVOLUÇÃO DIAGNÓSTICA E ASPECTOS CLÍNICOS

O termo autismo foi usado pela primeira vez em 1911 pelo psiquiatra suíço Eugene Bleuler em pacientes esquizofrênicos para descrever uma fuga da realidade para um mundo interior.

Em 1943, Leo Kanner, um psiquiatra infantil austríaco radicado nos EUA, descreveu um estudo com 11 crianças (8 meninos e 3 meninas), entre 2 e 11 anos de idade, com características que ele denominou "distúrbios autísticos do contato afetivo".

As crianças descritas por Kanner apresentavam déficits intelectuais e significativas dificuldades de relacionamento desde o início da vida, além de estereotipias motoras e vocais e apego a rotinas e rituais.

Para Kanner, as possíveis teorias para o autismo eram: uma forma precoce de apresentação da esquizofrenia, um comportamento influenciado por uma relação conflituosa entre as crianças e seus pais (especialmente as mães) e/ou uma inclinação inata para a solidão.

Em 1944, um pediatra austríaco, Hans Asperger, sem o conhecimento prévio do trabalho de Kanner, publicou um artigo descrevendo crianças com características semelhantes, mas com um nível cognitivo e verbal superior, condição que ele nomeou de "psicopatia autística".

As ideias de Asperger, originalmente publicadas em alemão e durante a Segunda Guerra Mundial, ficaram conhecidas mundialmente só em 1981, quando Lorna Wing, uma psiquiatra britânica, descreveu e nomeou o quadro de síndrome de Asperger, reforçando a similaridade com os pacientes de Kanner e questionando se não seriam variações de um mesmo transtorno.

Desde as primeiras citações até a revisão da quinta edição do manual americano diagnóstico de psiquiatria em 2022, o DSM-5-TR, o autismo passou de uma perspectiva psicanalítica de doença mental para um transtorno de ordem neurobiológica.

O DSM-5 agrupou os transtornos anteriormente chamados de transtorno autístico, síndrome de Asperger, transtorno pervasivo do desenvolvimento e transtorno desintegrativo da infância em um diagnóstico único de transtorno do espectro do autismo.

O diagnóstico do autismo é clínico, baseado nos critérios do DSM-5. Após a revisão da sua quinta edição em 2022, para a conclusão do diagnóstico é necessário que o paciente apresente todos os critérios A; envolvendo déficits na reciprocidade socioemocional, em comunicação não verbal para interação social e dificuldades para desenvolver, manter e compreender relacionamentos.

Além de todos os critérios A, também precisa haver a presença de pelo menos dois critérios B no momento do diagnóstico ou relatado em história prévia. Tais critérios se referem a movimentos motores ou fala estereotipados e repetitivos, interesses restritos, comportamentos com padrões ritualizados, adesão inflexível a rotinas, hiper ou hiporreatividade a estímulos sensoriais ou interesse incomum por aspectos sensoriais do ambiente.

Os sintomas variam muito em função da gravidade, da idade cronológica e do nível de desenvolvimento do paciente, por isso o termo "espectro".

As dificuldades de estabelecer relações recíprocas e compartilhar ideias e sentimentos aparece já em crianças pequenas que demonstram pouca ou nenhuma capacidade para interagir com o outro, para compartilhar emoções e para a imitação.

Há pesquisas sinalizando que atrasos no desenvolvimento de habilidades robustas de comunicação social, como contato visual, resposta ao nome e compartilhamento de afeto e interesses, podem estar presentes muito precocemente.

Um sintoma de alerta precoce evidente é a ausência ou reduzida capacidade de atenção compartilhada, demonstrada pela falta de gestos indicativos como apontar, trazer objetos para dividir o interesse com outros ou dificuldade para seguir o gesto de apontar ou o olhar de outras pessoas.

Os primeiros sintomas que levam os familiares a procurarem profissionais da área da saúde são atrasos no desenvolvimento da linguagem, acompanhados por ausência de interesse social ou padrões incomuns de interações sociais, de brincadeiras e de comunicação.

Nesse contexto, é imperativo que essas crianças sejam submetidas a uma avaliação auditiva cuidadosa independentemente de o resultado da triagem auditiva neonatal ter sido normal.

A ferramenta utilizada para medir a audição dessas crianças depende de sua idade e nível de desenvolvimento. Aquelas que sustentam tronco e pescoço entre 6 e 9 meses de idade já podem ser avaliadas por audiometria condicionada por profissionais experientes; as demais devem ser encaminhadas para exames eletrofisiológicos de avaliação dos potenciais auditivos do tronco encefálico por frequência específica, com sedação.

Nos últimos anos foram publicados estudos que evidenciaram a ampla heterogeneidade nas habilidades de indivíduos com TEA em diferentes domínios de funcionamento cognitivo, social e linguístico.

Nas versões atuais dos dois principais sistemas diagnósticos, o DSM-5 e a versão atualizada em 2022 da classificação internacional de doenças da Organização Mundial da Saúde, o CID-11, os déficits de linguagem verbal não são mais incluídos nos critérios diagnósticos.

No entanto, ambas as classificações exigem a especificação do comprometimento da linguagem que os acompanha, assim como exigem a especificação de outras condições, como a deficiência intelectual, condições médicas (epilepsia) ou genéticas associadas (síndrome do X frágil, síndrome de Down), questões ambientais relacionadas (exposição gestacional ao ácido valproico, prematuridade, baixo peso ao nascer) e transtornos neuropsiquiátricos concorrentes.

Em aproximadamente 70% dos pacientes no espectro há outro diagnóstico médico associado. O TDAH é a comorbidade mais comum (28,2%), e a associação com deficiência intelectual é muito variável, dependendo da amostra estudada: 11 a 65% nas crianças em idade escolar e 10 a 33% em adultos.

A linguagem é uma habilidade essencial que nos permite expressar o pensamento humano e nos comunicar, um meio que usamos para compartilhar nossas emoções e desejos, para participar de processos sociais e para aprender.

É consenso na literatura que autistas apresentam déficits no subdomínio pragmático da linguagem, definido como o uso desta em contextos sociais. Mesmo aqueles que apresentam habilidades estruturais, que se referem aos sons e à gramática intactos, têm algum grau de dificuldade pragmática.

Os déficits no uso social da linguagem podem estar relacionados a um atraso na linguagem como um todo, mas também podem resultar diretamente de traços autistas, como a coerência central falha, rigidez cognitiva e, em particular, um déficit na teoria da mente.

A coerência central é uma forma de processamento que agrupa informações dispersas para construir um significado mais amplo no contexto. Autistas no geral se concentram mais nos detalhes.

Por volta dos 4 anos de idade desenvolvemos a habilidade de atribuir estados mentais a nós mesmos e aos outros (teoria da mente), o que nos permite prever o comportamento de nosso interlocutor, atributo fundamental para interações sociais e aprendizagem.

Para além das dificuldades em reunir pistas do ambiente e criar um cenário mental único, da inabilidade em pressupor sentimentos, desejos, crenças e intenções nas outras pessoas, da imitação reduzida ou ausente do outro, especialmente em meninos, há também as questões sensoriais que explicam muito dos aspectos clínicos.

O processamento e a integração adequados dos estímulos sensoriais ambientais são essenciais para nosso cérebro elaborar respostas motoras e comportamentais coerentes com o contexto.

EPIDEMIOLOGIA

O primeiro estudo epidemiológico sobre a prevalência do autismo foi realizado por Victor Lotter, psicólogo sul-africano, no ano de 1966. Lotter encontrou uma prevalência de 4,5 crianças autistas para cada 10 mil crianças de 8 a 10 anos de um condado londrino. Os dados de Lotter (1966) se mostram semelhantes àqueles encontrados no DSM-3, publicado originalmente em 1980.

Ao analisarmos somente os dados dos Centros de Controle e Prevenção de Doenças (CDC), órgão americano que disponibiliza estatísticas oficiais sobre o autismo desde os anos 2000, perceberemos que em 20 anos o número de crianças de 8 anos com autismo saltou de 1 a cada 150 para 1 a cada 36 crianças, um aumento de 420% em duas décadas.

No Brasil não dispomos de dados oficiais acerca do número de pessoas diagnosticadas com autismo, mas o censo educacional, realizado pelo Instituto Nacional de Estudos e Pesquisas Anísio Teixeira (Inep) no ano de 2023 apontou um aumento do número de matrículas de crianças e adolescentes diagnosticados com TEA nas salas de aula regulares da ordem de 49,88% quando comparado com o ano de 2022.

Em 2022 ocorreu a última atualização do manual americano diagnóstico e estatístico de psiquiatria, o DSM-5-TR, segundo a qual para se encaixar em um quadro de autismo é necessário apresentar todas as subcaracterísticas do domínio de dificuldades de interação e comunicação social.

Michael First, psiquiatra americano, professor de psiquiatria da Universidade de Columbia e um dos editores do DSM-5-TR, afirmou que a mudança teve o objetivo de tornar os critérios mais conservadores e evitar a "banalização" no diagnóstico de autismo.

É inegável a visibilidade que o autismo ganhou nas últimas décadas, associado ao fato de que mais profissionais de saúde se aprofundaram no tema, ao maior conhecimento do autismo em meninas e dos diagnósticos de casos de menor nível de suporte; ainda assim, não temos uma explicação precisa para esse aumento exponencial da prevalência.

FATORES ETIOLÓGICOS

As diferenças no desenvolvimento e na conectividade funcional cerebral no TEA são decorrentes das interações entre fatores genéticos e ambientais, tornando-o uma condição complexa e multifatorial.

O transtorno do espectro do autismo é genético na grande maioria dos casos. É também altamente hereditário, com a maior parte do risco genético decorrente de variantes comuns, cada uma de pequeno efeito, agindo de forma aditiva em todo o genoma.

Estudos com gemelares mostraram uma taxa de concordância em torno de 30% para gêmeos dizigóticos e de 90% para gêmeos monozigóticos.

Em torno de 20% dos irmãos mais novos de crianças autistas foram também diagnosticados com TEA, com risco particularmente aumentado para aqueles que são do sexo masculino, têm uma irmã afetada ou vários irmãos afetados.

Meninos são diagnosticados 3 a 4 vezes mais que meninas. Além do fato de as meninas terem maior capacidade de imitação e de seguir as regras sociais do grupo no qual estão inseridas, o genoma feminino é mais resistente às mutações. Assim, é necessário maior número de alterações genéticas no sexo feminino para que ocorra o transtorno.

Em relação aos fatores ambientais, injúrias no período gestacional inicial que possam interferir no desenvolvimento típico do sistema nervoso central podem contribuir para o desenvolvimento do autismo, como a infecção congênita por Zika vírus.

Fatores de risco inespecíficos, como idade parental avançada, baixo peso ao nascer (< 1.500 g), prematuridade (< 32 semanas) ou exposição fetal a ácido valproico podem coadjuvar na gênese do transtorno do espectro autista.

Embora o diagnóstico do TEA seja essencialmente baseado em características clínicas bem definidas, a avaliação genética tem o potencial de melhorar o planejamento familiar, promover uma triagem para condições médicas associadas, orientar no prognóstico e conectar famílias a grupos de apoio específicos.

ABORDAGENS TERAPÊUTICAS

Conforme comentado no início deste capítulo, as terapias, tanto clínicas quanto medicamentosas, variam muito em função das demandas de cada criança e de cada família, e não do diagnóstico.

A idade, o nível de desenvolvimento cognitivo e de linguagem, as questões sensório-motoras e escolares, patologias clínicas e neuropsiquiátricas associadas, a dinâmica familiar de cada criança; todos esses aspectos têm que ser analisados no planejamento terapêutico.

De acordo com o DSM-5, os níveis de gravidade variam de acordo com o grau de apoio exigido por cada indivíduo nos âmbitos da comunicação social e comportamentos restritos e repetitivos, havendo três níveis de suporte.

Equipes multidisciplinares compostas por médicos especialistas em desenvolvimento infantil, fonoaudiólogos, psicólogos, terapeutas ocupacionais, fisioterapeutas, psicopedagogos, entre outros, fazem parte do acompanhamento desses pacientes.

Intervenções direcionadas aos pais e cuidadores, no sentido de orientá-los sobre como interagir com seus filhos pequenos, enfatizando engajamento conjunto e a criação de oportunidades para atenção compartilhada, parecem trazer efeitos significativos nas habilidades sociocomunicativas para as crianças com menor nível de suporte.

O tratamento medicamentoso limita-se ao controle de sintomas e condições associadas. Estudos mostram que os antipsicóticos atípicos, como a risperidona e o aripiprazol, melhoram, na maioria das crianças, agitação, irritabilidade e outros sintomas disruptivos.

BIBLIOGRAFIA CONSULTADA

1. American Psychiatry Association (APA). Diagnostic and Statistical Manual of Mental Disorders. 5.ed. Washington, DC: APA; 2013.
2. Duvall L, May KE, Waltz A, Kana RK. The neurobiological map of theory of mind and pragmatic communication in autism. Soc Neurosci. 2023;18(4):191-204.
3. Fávero ML, Pirana S. Tratado de foniatria. Thieme; 2020.
4. Fontes B, Souza CB. Transtorno do espectro autista (TEA): da classificação genética ao diagnóstico molecular. Sabios: Rev Saúde e Biol. 2022;17:e022011.
5. Fu J, Satterstrom FK, Peng M, et al. Rare coding variation provides insight into the genetic architecture and phenotypic context of autism. Nat Genet. 2022;54(9):1320-1.

6. Kandel E. Mentes diferentes. Barueri: Manole; 2020.
7. Lord C, Elsabbagh M, Baird G, Veenstra-Vanderweele J. Autism spectrum disorder. Lancet. 2018;392(10146):508-20.
8. Schaeffer J, et al. Languague in autism: domains, profiles and co-occurring conditions. J Neural Transm (Viena). 2023;130(3):433-57.

18

Intervenções oportunas da fonoaudiologia no transtorno do espectro autista

Fernanda Prada Machado

INTRODUÇÃO

As questões de linguagem que permeiam o transtorno do espectro do autismo (TEA) são centrais desde sua primeira descrição, feita pelo psiquiatra Leo Kanner em 1943.[1]

Os avanços na pesquisa sobre TEA, desde a descrição de Kanner, trouxeram uma compreensão mais profunda acerca das complexidades que envolvem a linguagem no autismo. Hoje sabemos que as questões de linguagem variam enormemente entre os sujeitos no espectro,[2] o que implica a necessidade de abordagens singulares para a intervenção.

Estudos recentes indicam um aumento expressivo na prevalência de casos de TEA em todo o mundo. Esse crescimento tem impulsionado o investimento em pesquisas genéticas, na busca por esclarecer as causas do autismo, e em estudos voltados para métodos de diagnóstico precoce que possibilitem o que tem se chamado de intervenção oportuna ou intervenção a tempo.[3-5]

Isso porque evidências científicas demonstram que, quanto mais precocemente a intervenção é iniciada, melhor é o prognóstico, aproveitando os efeitos positivos da plasticidade cerebral.[4,6]

Embora hoje em dia seja possível detectar sinais de risco para TEA em bebês muito pequenos (de 6, 9 meses ou até menores) e o diagnóstico possa ser confirmado por volta do segundo ano de vida da criança, grande parte das crianças recebe o diagnóstico bem mais tarde.

Felizmente, em alguns centros urbanos no Brasil, profissionais da saúde têm recebido bebês e crianças cada vez mais novos para diagnóstico e intervenção. No entanto, é importante destacar que essa realidade ainda não se estende a muitas outras regiões do país.

Essa situação coloca os profissionais que acolhem bebês e famílias nesse momento inicial de investigação diagnóstica em uma posição ao mesmo tempo privilegiada e delicada, exigindo atenção e sensibilidade no manejo clínico com a criança e, principalmente, no apoio aos pais ou cuidadores.

Neste capítulo, tratarei mais especificamente do papel do fonoaudiólogo no atendimento a bebês e crianças pequenas com TEA, seja no momento do diagnóstico ou na intervenção, e ainda do papel da família no processo terapêutico.

REPENSANDO O *SETTING* TERAPÊUTICO: OS PAIS NO PROCESSO DE INTERVENÇÃO

Após mais de uma década de prática clínica com bebês e crianças pequenas com suspeita ou diagnóstico de TEA, uma inquietação me levou a reavaliar profundamente meu *setting* terapêutico. Até então, eu seguia o modelo tradicional: as sessões eram realizadas exclusivamente entre mim e a criança, enquanto os pais aguardavam na sala de espera. Embora houvesse momentos dedicados à escuta e ao acolhimento dos pais, o trabalho clínico era focado quase exclusivamente na criança.

O processo de constituição psíquica e a ideia de que não existe infância sem família já compunham meu repertório enquanto terapeuta. Mas havia uma separação entre o trabalho clínico realizado com a criança e o suporte oferecido à família em momentos pontuais.

Essa separação passou a me inquietar – explico o motivo: comungo da ideia de que o papel dos pais é o de introduzir o bebê, sujeito em constituição, no campo da linguagem e do desejo. Assim, qualquer dificuldade nessa função pode trazer implicações ao processo de subjetivação, manifestando-se na clínica como entraves na estruturação enquanto falantes ou dificuldades no laço social.[7]

Parto da concepção de que aquisição de linguagem e constituição psíquica são processos que caminham lado a lado. Na prática clínica, observa-se que os sinais de autismo ou de outros transtornos precoces envolvem falhas na reciprocidade entre o bebê e o outro. Esses sinais podem incluir dificuldades de interação que vão desde dificuldade no contato ocular, ausência de reação ao chamado pelo nome ou um retraimento na comunicação corporal.

Dessa forma, um trabalho com a linguagem, a meu ver, não poderia desconsiderar esses pressupostos, assim como o estado emocional dos pais e suas possíveis repercussões na aposta simbólica – tão fundamental no processo de atribuir ao bebê um lugar de interlocutor. É esse gesto simbólico que prepara o terreno para que, mais tarde, o bebê possa ocupar seu lugar como sujeito falante.

Entender o processo de elaboração do luto natural que muitos pais enfrentam após o diagnóstico de TEA, bem como as implicações desse luto no processo de subjetivação da criança e na constituição do laço, são parte importante do processo terapêutico, uma vez que o luto pode gerar sentimentos de insegurança nos pais sobre suas próprias capacidades e sobre o futuro da criança.[8]

A psicanalista Marie Christine Laznik sustenta que, nos casos de autismo, estamos diante de uma condição do neurodesenvolvimento que, para se instaurar, precisa da imbricação de problemas motores, sensoriais, provavelmente de ordem genética, com as consequências que esses problemas vêm produzir na relação com o outro. A autora considera essencial a participação dos pais no atendimento a bebês e crianças pequenas, uma vez que eles ocupam esse lugar primordial de apresentar, nomear e simbolizar o mundo à criança.[9]

Com base nessas reflexões e na inquietação gerada pela incongruência que comecei a perceber no meu modelo de atendimento, decidi abrir as portas do meu consultório e convidar os pais a participarem ativamente das sessões com seus filhos.

O trabalho passou a envolver não só estratégias e manejos na interação direta com a criança, mas também a oferecer escuta e acolhimento para as questões que diziam respeito aos pais, na grande maioria dos casos, mais especificamente, às mães.

Essa mudança no *setting*, a meu ver, não é apenas uma "adição", mas uma verdadeira mudança de paradigma, pois passa a envolver a família como peça central no processo terapêutico e de constituição do sujeito.

O SABER SOBRE A CRIANÇA E OS CAMINHOS PARA O SUJEITO FALANTE

No cotidiano de um fonoaudiólogo que atende crianças pequenas, é comum encontrar mães que, diante do inesperado e desafiador diagnóstico de um filho, sentem-se desprovidas de seu próprio saber sobre ele. Em um cenário em que os profissionais de saúde parecem deter todo o conhecimento sobre a criança, o que resta aos pais? Como podem simbolizar, nomear e dar sentido às expressões de seus filhos quando estão imersos em dúvidas e incertezas?

Se o saber sobre a criança está, majoritariamente, nas mãos dos especialistas, como uma mãe ou um pai pode responder às demandas e manifestações do filho? Como interpretar e acolher os pequenos gestos, sons e movimentos de um bebê, quando os pais se veem afastados de seu lugar de entendimento sobre ele? E, nesse contexto, como essa criança poderá constituir-se como sujeito falante?

Os pais costumam buscar atendimento fonoaudiológico com a expectativa de que o profissional "ensine" a criança a falar. No entanto, os obstáculos para a entrada na linguagem são de outra dimensão. Para que a intervenção realmente apoie a criança no processo de se constituir como sujeito falante, é essencial incluir os pais nesse trabalho terapêutico, oferecendo-lhes escuta e acolhimento e incentivando-os a investir o filho de novas apostas, sentidos e significações.

Ao resgatar a possibilidade de que o bebê ocupe um lugar de interlocução, atribuindo-lhe sentimentos, desejos e intenções em seus pequenos gestos e movimentos, os pais introduzem a criança no campo simbólico, fundamental para o desenvolvimento da linguagem e da subjetividade. Assim, é desejável que o terapeuta, no processo clínico, possa não apenas responder à expectativa dos pais de "ensinar" a criança a falar, mas também deslocar e devolver a eles o saber sobre o filho, para que possam reconhecer a criança como interlocutora e interpretar simbolicamente suas manifestações.

DIAGNÓSTICO: DESAFIO NAS POSSIBILIDADES DE APOSTA SIMBÓLICA

Muitas vezes, ao receber o diagnóstico de um transtorno como o TEA, tanto os pais quanto os profissionais de saúde podem cair em uma espécie de ilusão, como se esse diagnóstico preexistisse à própria condição de sujeito da criança. Isso significa que, em alguns casos, o diagnóstico é tratado como uma identidade fixa que define a criança antes mesmo que ela se constitua enquanto sujeito. Essa visão pode encobrir a complexidade do processo de subjetivação e incidir nas possibilidades de interação que se desdobram entre a criança e o outro.

Essa ilusão também sustenta a ideia de que o diagnóstico é algo irremediável, um destino fixo ao qual a criança está condenada. No entanto, essa perspectiva ignora a complexidade e a plasticidade do desenvolvimento infantil e as múltiplas formas de intervenção que podem favorecer as potencialidades singulares da criança.

O diagnóstico não é uma sentença final ou um ponto de chegada, mas um ponto de partida para a compreensão das necessidades específicas do sujeito e das formas de apoio que podem favorecer seu desenvolvimento.

CONSIDERAÇÕES FINAIS

É fundamental que todos os aspectos relacionados à chegada de uma criança pequena com suspeita ou diagnóstico de TEA sejam considerados no ambiente terapêutico, permitindo que esses elementos favoreçam a construção de laços entre a criança e o outro. O objetivo não é o de apenas oferecer escuta e acolhimento, tampouco o de assumir uma postura de "ensinar" os pais que participam do *setting* terapêutico, mas sim abrir espaço para que um processo natural de identificação possa se desenrolar. Essa dinâmica abre um leque de possibilidades no campo do investimento e das apostas simbólicas, enriquecendo a experiência de todos os envolvidos.

Nos dias atuais, sob a influência de programas de intervenção pré-formatados e marcados por uma carga horária extenuante, observa-se uma crescente tendência entre pais e cuidadores a depositarem o saber sobre seus filhos exclusivamente nas mãos de profissionais de saúde, além de um afastamento de aspectos subjetivos de cada criança, que contribuem para um sentimento de enfraquecimento do papel dos pais nessa jornada.

Minha prática clínica a partir dessa mudança, dessa porta que se abriu para os pais ocuparem também o *setting* junto com seus filhos, tem mostrado que a participação dos pais nas sessões não é apenas técnica, mas uma inserção essencial, que permite ao fonoaudiólogo atuar no resgate desse saber sobre a criança para que os pais possam investir e apostar simbolicamente no vir a ser de um sujeito em constituição e assim favorecer o processo de aquisição da linguagem.

REFERÊNCIAS BIBLIOGRÁFICAS

1. Kanner L. Autistic disturbance of affective contact. Nervous Child. 1943;2:217-50.
2. Vogindroukas I, Stankova M, Chelas EN, Proedrou A. Language and speech characteristics in autism. Neuropsychiatr Dis Treat. 2022;18:2367-77.
3. Zeidan J, Fombonne E, Scorah J, et al. Global prevalence of autism: a systematic review update. Autism Res. 2022;15(5):778-90.

4. Zwaigenbaum L, Bauman ML, Stone WL, et al. Early identification of autism spectrum disorder: recommendations for practice and research. Pediatrics. 2015;136(Suppl 1):S10-40.
5. Marlow M, Servili C, Tomlinson M. A review of screening tools for the identification of autism spectrum disorders and developmental delay in infants and young children: recommendations for use in low- and middle-income countries. Autism Res. 2019;12:176-99.
6. Thabtah F, Peebles D. Early autism screening: a comprehensive review. Int J Environ Res Public Health. 2019;16(18):3502.
7. Palladino RR, et al. Dormir, comer e falar: enlaçamento simbólico. Rev Cient Multidiscip Núcleo Conhecimento. 2021;6(8):153-70.
8. Bravo-Benítez J, Pérez-Marfil MN, Román-Alegre B, Cruz-Quintana F. Grief experiences in family caregivers of children with autism spectrum disorder (ASD). Int J Environ Res Public Health. 2019;16(23):4821.
9. Laznik MC. Clínica de bebês: litoral entre psicanálise e neurociências. São Paulo: Instituto Langage; 2021.

19

Riscos e impactos do diagnóstico na primeira infância*

Lúcia Arantes

INTRODUÇÃO

Neste texto coloco em discussão os impasses relativos ao diagnóstico de linguagem na primeira infância, dada a crescente preocupação com a detecção precoce de alterações de linguagem e das psicopatologias. É espantoso o aumento no número de crianças que têm chegado à clínica, antes dos 2 anos, com queixa de atraso de linguagem, e, principalmente, com suspeita de transtornos do espectro autista (TEA). Suspeita esta que algumas vezes é explicitada, mas que em outras faz presença de forma velada em expressões como: ele tem seletividade alimentar, nem sempre olha quando chamado, enfileira objetos... expressões que remetem ao que a mídia e alguns manuais de classificação descrevem como sinais de autismo.

Entendo que, em um tempo tão precoce, a fala não deveria ser uma questão capaz de mobilizar a família, dado que pela ótica da aquisição de linguagem não se pode esperar que se pense, a não ser em casos extremos, em um quadro de atraso de linguagem. Entretanto, tenho sido consultada por pais ansiosos que temem, acima de tudo, que seus filhos estejam no espectro do autismo.

Diante de casos como esses, nem sempre é simples a decisão de tomá-los em atendimento, como também não se pode ignorar o que motivou a busca, muitas vezes, prematura. A angústia dos pais em relação ao desenvolvimen-

* Versão modificada do texto: Arantes L. Diagnóstico de crianças que não falam: escuta para a fala e para o sujeito falante na clínica de linguagem. In: Marcolino-Galli J, Cordeiro MG (orgs.). Linguagem, clínica e sujeito: (des)encontros (im)possíveis. Guarapaiúva: Unicentro; 2024.

to da linguagem de seus filhos não pode ser marginalizada, uma vez que seus efeitos podem afetar a história da criança. É certo que, se há algo no desenvolvimento da criança que interroga a família, é necessário que um profissional seja consultado, mas o espantoso é que muitas dessas crianças estão no tempo de suas aquisições, lembrando que processo de aquisição de linguagem é heterogêneo, singular e extremamente variável.

Vale destacar que diversos autores apontam para uma possibilidade de estarmos vivendo uma epidemia de diagnóstico, especialmente de casos de autismo, como se lê no trabalho de Almeida e Neves: "aparentemente, há um espectro que ronda a infância – o espectro do Transtorno Autista. Eleito em janeiro de 2012, na França, como a grande causa nacional, o autismo se disseminou e hoje configura uma suposta epidemia. De acordo com as autoras, a suposição de uma pandemia está fortemente relacionada com a definição de autismo, especialmente, após a quinta edição do Manual Diagnóstico e Estatístico de Transtornos Mentais (DSM-5)",[1] conforme a American Psychiatric Association.[2]

Na mesma direção, Laurent[3] afirma que a ascensão do número de diagnósticos está intimamente relacionada às mudanças nos manuais de classificação. Desde a publicação da quarta edição do DSM,** que colocou o autismo dentro dos "transtornos invasivos do desenvolvimento", e, mais tarde, na quinta, com a inclusão dos transtornos do espectro autista, o número de diagnósticos progrediu em "ritmo epidêmico": a quantidade de casos relacionados a essa terminologia, em 20 anos, multiplicou-se por dez e vem aumentando ainda mais depois da quinta versão. Mas será que temos mesmo uma epidemia? Ou há nesse número falsos-positivos? Quais as implicações para um clínico diante dessa questão?

Há que se interrogar por que a suspeita vem aumentando com tanta frequência. De um lado, há uma política louvável de promoção de saúde e de atendimento precoce, que tornou o olhar dos clínicos mais atento para os aspectos ligados à prevenção na primeira infância. Há, também, uma preocupação no sentido de que os atendimentos sejam iniciados o mais cedo possível, quando a plasticidade cerebral garantiria a otimização do tratamento, conforme se observa em pesquisas no campo da medicina.

Não devemos esquecer que houve um tempo (não ultrapassado) em que muitos casos graves chegavam à clínica perto dos 4, 5 anos, quando já te-

---

** Manual Diagnóstico de Transtorno Mental. Já na quinta edição do manual, o DSM-5, publicado em 2013, o autismo foi enquadrado dentro do transtorno do espectro autista (TEA).

ria sido possível uma intervenção que possibilitasse maior circulação dessas crianças na linguagem e, portanto, um prognóstico melhor.

É inegável que esses aspectos são de extrema relevância, e que já há algum tempo mudanças vêm operando no campo da saúde, observando-se uma preocupação crescente com a promoção e, mais particularmente, com os fatores de risco para o desenvolvimento. Estes, entretanto, têm sido objeto de discussão e causado controvérsia em torno do tema. Trata-se de entender a importância desse movimento sem, contudo, apagar a complexidade envolvida na questão da prevenção no campo da linguagem

Para nós, clínicos de linguagem, é necessário refletir sobre o modo como a linguagem é abordada quando a questão da promoção de saúde e da detecção de fatores de risco para as ditas alterações de linguagem estão em cena. Sublinho que não advogo contra a ideia de prevenção, nem a necessidade de intervenção precoce; quero apenas destacar a complexidade e a delicadeza envolvida no tema, bem como a possibilidade de obter efeitos inversos aos desejados.[4]

DOIS MODOS DE CONCEBER A CLÍNICA

Antes da apresentação dos casos, vale indicar que minha atividade clínica se afasta da de uma fonoaudiologia marcada por um viés organicista. A adesão ao formato clínico da medicina influenciou profundamente a atividade de avaliação/diagnóstico da clínica fonoaudiológica, o que se dá a ver na composição entre anamnese - sempre voltada para as possíveis causas da doença, para a determinação da "origem" e do "desenvolvimento" de uma doença - e o exame de linguagem, que, por meio de provas, visa traçar o perfil comunicativo-linguístico do paciente ao descrever os sintomas na fala.

A suposição é a de que haveria sempre uma causa a ser desvelada na entrevista inicial, que, mesmo invisível, seria enunciável. A função de tais procedimentos é clara: chegar a uma categoria nosológica, ainda que - na clínica fonoaudiológica, diferentemente da clínica médica - não seja possível chegar ao objetivo almejado. Isso porque a linguagem não responde a um determinismo da mesma natureza que o do organismo, o que inviabiliza a utilização de um dispositivo causalista e classificatório.

Note-se que, nesse enquadre, os ditos distúrbios de linguagem são sempre remetidos a problemas perceptuais, cognitivos ou somáticos. A linguagem, nas palavras de Fonseca (2002, p. 195),[5] é vista como "excrescência" de tais domínios. A terapia, nesse ambiente, tem como foco a supressão de sintomas, em uma perspectiva ortopédica, voltada para a cura de uma fala desabitada. A consequência dessa assimilação do modelo médico, isto é, desse modo de conceber o diagnóstico, teve (e ainda tem) como efeito para a fonoaudiologia a surdez para a espessura da fala e o apagamento do sujeito.

Se na medicina, no caso de indivíduos, de organismos, pôde-se chegar à tipificação de uma doença a partir de uma articulação entre sinais estáveis/ repetidos, indicativos de um mesmo acontecimento patológico, que, depois da anatomopatologia, pôde ser referido a uma lesão orgânica, os sinais de problema na fala não são estáveis, quer dizer, não se repetem do mesmo modo entre falantes e dificultam o estabelecimento de classes. Mesmo que, por aproximação imaginária, o singular de cada caso possa ser referido a um tipo clínico, essa aproximação entre casos diz de um semblante, não de uma semelhança pautada na repetição.

Com base em procedimentos clínicos inspirados no modelo médico, o exame/avaliação da linguagem propriamente dito, que se utiliza de provas – tarefas específicas aplicadas pelo clínico –, foram (são), sem sombra de dúvida, os procedimentos mais frequentes. O que eles visam é, essencialmente, avaliar a recepção-emissão de linguagem e, por meio de provas de percepção, chegar a processos subjacentes aos problemas na linguagem.

Note-se que as provas se assentam na suposição de que linguagem é conhecimento, de que o uso correto/incorreto/patológico remete a um estado de conhecimento sobre a linguagem. Daí visarem a "processos subjacentes", aspectos perceptuais, motores ou cognitivos que justificassem a presença de desvios. Recentemente, o uso frequente de protocolos vem, de certo modo, cumprindo a função das provas; eles são uma modalidade de testes que visa rastrear quadros específicos por meio de análises quantitativas que também não ultrapassam o nível descritivo.

Nos dois casos, o que dizer, então, da relação do fonoaudiólogo com a fala efetivamente produzida pela criança? Se a relação com a fala da criança é mediada, o terapeuta não só seleciona previamente o que quer ouvir e encontrar como também se distancia necessariamente dela: fica na posição de observador instruído por um saber para julgar, desse posto, sua adequação (ou não) ao "padrão autorizado".

Se o resultado de tal modalidade na medicina, que articula os dados de anamnese ao exame do paciente, permite a conclusão de um diagnóstico, o mesmo não ocorre no que se refere às ditas "patologias de linguagem". O fato de a linguagem estar em questão obrigou o clínico a fazer um movimento em direção à linguística, já que o saber médico nada tem a dizer sobre o "corpo da linguagem". Entretanto, a aproximação dessa ciência não resultou em um encontro fecundo, não foi possível apreender a natureza singular do sintoma;

na realidade a relação com a linguística foi um movimento claudicante e desavisado, movido pela necessidade de descrição, de instrumento de toque na fala para abordar o sintoma que se presentifica na superfície da fala.[6,7]

Abordar a fala é tarefa difícil – nela estão imbricados língua e sujeito em uma relação de não coincidência. Essa é tarefa distinta daquela realizada por um fonoaudiólogo, que tenta, através da incorporação de fragmentos do discurso teórico da linguística, ou mesmo da gramática, descrever a fala de um paciente. Uma fala sintomática, faltosa, desarranjada... uma fala que revela o modo singular e enigmático de inscrição de um falante na língua. Isso deveria suspender a ilusão do fonoaudiólogo de poder apreendê-la por meio de um instrumental que, de fato, não foi forjado para abordá-la.

Acompanho Lier-DeVitto quando afirma que problematizar a fala significa enfrentar a multiplicidade de suas manifestações, significa assumir que sua heterogeneidade é da ordem do acontecimento, da "ocorrência de um falante na fala [...] lugar de imbricamento manifesto de língua e sujeito"[8] (p.242). Para a autora, é a problematização do sujeito e, portanto, do singular que poderá levar a uma teorização sobre a fala (sem implicar o apagamento de *la langue*). Foi a partir da teorização dessa autora sobre as ditas patologias de linguagem e natureza do sintoma na fala que se deu a fundação da clínica de linguagem.

Cabe esclarecer que clínica de linguagem é expressão que faz referência não apenas à circunscrição de uma das áreas de trabalho clínico da fonoaudiologia (tais como voz, audição e motricidade oral), mas a um campo de elaborações teórico-clínicas, instituída por Lier-DeVitto – no interior do projeto de pesquisa "Aquisição, patologias e clínica de linguagem" (CNPq) –, a partir da teorização sobre a natureza do sintoma na fala. Os desdobramentos originais de tal reflexão possibilitaram uma reconfiguração da clínica que envolveu a instância diagnóstica e a própria terapêutica. Trata-se de uma proposta que se afasta das diretrizes e princípios da clínica médica, mas sem ignorar os limites impostos pelo real do corpo, nem sobre seus efeitos sobre o sujeito.

Tal movimento teve início com a aproximação ao interacionismo em Aquisição de Linguagem, conforme proposto por Claudia Lemos.[9,10] A proposta interacionista, em sua problematização da linguagem e de sua relação com a linguística, pode incluir uma reflexão sobre o falante, a partir da aproximação do estruturalismo europeu,[11,12] e permitiu o estabelecimento de outra relação com o linguístico.

O enfrentamento do "erro" e da heterogeneidade na fala da criança possibilitou uma discussão sobre o papel do outro nas mudanças operadas na relação do sujeito-língua, ponto fundamental para a reflexão encaminhada por Lier-DeVitto sobre a clínica e sobre o lugar do terapeuta. Porém, apesar da afinidade entre esses campos, no que se refere à concepção de linguagem e de sujeito, não há identidade entre eles, dado que são campos com objetos e objetivos distintos, foi imperativo enfrentar a especificidade da clínica para recriação de dispositivos clínicos originais voltados para produzir efeitos na fala. Assim, a psicanálise foi convocada, também em uma relação de alteridade.

Desse movimento nasce um modo particular da clínica inaugurada por falas sintomáticas; clínica que é afetada desde a instância diagnóstica e que comporta a questão da direção do tratamento. A clínica de linguagem, ao colocar no cerne a noção de escuta, subverte o fazer fonoaudiológico inspirando na clínica médica. Nas palavras de Lier-DeVitto e Emendabili sobre a escuta na clínica de linguagem, temos que: "ouvir" diz respeito à capacidade orgânica (integridade do aparato sensorial) e "escutar" é efeito que decorre da estruturação do sujeito pela linguagem, "o que conduz à inclusão do linguístico na explicação de problemas na fala e, portanto, na condução de uma Clínica de Linguagem".[13] "Escutar [segundo essa autora] diz respeito à relação da criança com a fala atravessada pelo funcionamento da língua, atravessamento que abre lugar para a emergência do sujeito. Por isso, quando há escuta para a fala pode-se dizer que há indícios da presença de um sujeito (mesmo que a fala não se apresente)."[14]

O TESTEMUNHO DA CLÍNICA

Passo agora à exposição de segmentos de casos que atendi e que inspiraram este trabalho. Em meus atendimentos, como procedimento realizei diversas entrevistas com os pais. Na clínica com crianças, como assinalei em trabalhos anteriores,[6,7] a entrevista é condição necessária, uma vez que eles enunciam uma queixa e fazem um pedido de ajuda a um clínico: um especialista que, aos olhos dos pais, tem ou deveria ter a possibilidade de transformar a linguagem de seu filho.

Assim tem início a clínica: com um pedido de ajuda a um terapeuta a quem se supõe um saber. Os pais "falam a criança", e o terapeuta deve escutar sem procurar "compreender", sem se guiar por expectativas prévias. A escuta deve envolver silêncio, e a intervenção do clínico deve ser fruto de uma afetação produzida no instante, sob o efeito da fala dos pais. Impossível antever "o que importa"; muitas vezes é em uma comparação, em uma fala sobre a própria história, que algo pode iluminar o entendimento do caso.

É necessário considerar que o clínico está ali, enlaçado na entrevista, na posição de sustentar o imprevisível e enigmático de uma fala. Qualquer técnica preestabelecida ou indicações de procedimentos generalizáveis retira o clínico da posição de escuta para a fala, que necessariamente implica a suspensão do saber. Não se pode precisar *a priori* o momento de uma intervenção. Em um dos casos que motivaram este texto, a mãe, visivelmente ansiosa, comenta ter procurado atendimento só para descartar um atraso de linguagem, pois seu filho era inteligente e amoroso, mas em seguida, com os olhos marejados, conta a história de um primo que demorou para falar e que, na realidade, era autista e teve o desenvolvimento muito comprometido, pois a família demorou para procurar ajuda. Quando pergunto se ela suspeitava de um quadro de TEA, imediatamente ela começou a chorar, pois na verdade a professora deu a entender que seu filho tinha algo "diferente". A entrevista, que até então falava de quão maravilhosa era a criança, a partir desse momento tomou outra direção.

Quanto à avaliação de linguagem, ela responde pelo modo de encaminhamento do caso, e foi com base na singularidade da relação sujeito-linguagem que encaminhei os atendimentos. Conforme assinalei anteriormente,[15] é necessário destacar que não falar não significa estar fora da linguagem. E, portanto, é imperativo pensar em uma avaliação em que a questão da articulação língua/sujeito faça presença. Quero dizer que se pode afirmar, no caso de crianças pequenas que não falam, que elas estejam de algum modo sob efeito da linguagem, embora seja extremamente complexo discernir a natureza da escuta dessas crianças para a fala.

Não se deve obscurecer a heterogeneidade que se abriga sob o sintoma "não falar": ele expõe modos diferentes de relação dessas crianças com a linguagem, posições subjetivas singulares. Uma avaliação deve, portanto, precisar em que medida um atraso de linguagem diz da condição-sujeito desses pacientes.[16] Devo acrescentar que quando a condição subjetiva da criança é mais interrogada é que a discussão sobre a natureza do atendimento se impõe com mais força: "seriam estes pacientes para a clínica fonoaudiológica?".[15] Dito de outro modo, à medida que se levantam questões sobre a estruturação psíquica da criança, pergunta-se: "Deveriam esses casos ser encaminhados para a clínica psicanalítica?". Enfim, quais seriam os critérios balizadores de tal decisão clínica?

Adianto que tais casos deixam ver a articulação indissociável entre constituição subjetiva e estruturação da linguagem e que o atendimento deve ser subsidiado por uma teorização que envolva a articulação sujeito-língua-fala. Como assinala Vorcaro, "o fonoaudiólogo que atende crianças que não falam, tal como o psicanalista, trabalha no gume da articulação entre sujeito e língua. Nessa medida, um e outro profissional só podem clinicar caso estejam profundamente interrogados por essa articulação, que é o que produz a fala. Que o fonoaudiólogo esteja mais voltado ao estudo da linguagem e o psicanalista mais voltado ao estudo do sujeito, isso não exime, nem a um nem a outro, de excluir o outro termo da articulação".[17]

Nos casos das crianças que motivaram este artigo, a queixa era de que elas falavam muito pouco, mas todas estabeleciam um laço pela via da linguagem, tinham jogo simbólico estabelecido e não havia nenhum sinal que indicasse a presença de algo no campo das psicopatologias. Exceto no caso de F., um menino de 2 anos e 1 mês, cuja fala, de fato, muitas vezes trazia fragmentos de desenhos, que emergiam durante a sessão de forma inesperada.

Nos três casos, minha orientação foi, após as entrevistas, avaliar as crianças por um período estendido e, em dois deles, marcar um novo encontro com as crianças alguns meses depois; no caso de F., o tempo de avaliação foi mais longo, pois o diagnóstico foi efeito do atendimento.

Interessante, entretanto, foram os desdobramentos desses casos: o primeiro deles telefonou na época acordada e disse que a filha estava ótima, que o susto havia passado e que havia mudado de escola. Já a mãe que durante o período de avaliação estava mais angustiada retornou; ela observava mudanças, mas ainda se sentia cobrada, achava que era ausente, que não sabia "estimular" o filho, que sentia que ele estava sempre um passo atrás da sobrinha. Nesse caso, revi a criança, que estava muito diferente, liguei para a escola, que só teceu elogios, marquei conversas com o casal. O pai discordava da mãe, achava o filho ótimo e se recusava a mantê-lo em terapia; por ele nem teria retornado para reavaliação. Prossegui com a mãe, a pedido dela, por mais algumas semanas. Nessas sessões, ela dizia se sentir aliviada em nossas conversas, começava falando do filho (H.) e em seguida falava da irmã, da relação com a mãe, das expectativas com relação a H. que nunca se cumpriam. Escutei, mas falei muito pouco, até o momento em que ela disse algo como: – Vir aqui é minha terapia!

Entendi que esse era o momento de fazer um corte e indicar a ela que fizesse, de fato, terapia. Saiu contrariada. Nas semanas seguintes, ela não retornou, nem respondeu às minhas mensagens. Desisti, apesar de temer que ela uma vez mais buscasse terapia para o filho, mas depois de alguns meses ela telefonou e disse ter encontrado uma ótima terapeuta, perto de sua casa. Até hoje me manda vídeos da criança sorridente e falante.

Finalmente, resta o relato do caso de F., uma criança que, quando chegou, já havia passado por um neurologista, que viu indícios de TEA e solicitou uma avaliação neuropsicológica a ser realizada pela psicóloga da equipe. Esta aplicou um questionário por telefone e falou que só com dados ali obtidos já era possível dizer que era um caso de TEA, que faria ainda um exame presencial e que as sessões precisavam começar imediatamente. Foi então que a mãe me procurou pela primeira vez.

Durante a avaliação, a mãe ficou presente durante as sessões, e a cada gesto da criança ela falava: – Veja, ele tem fixação por rodinhas – quando a criança brincava com um carrinho! Quando dois carrinhos "trombavam" e ele balançava os bracinhos, imediatamente ela indagava: é estereotipia? Igualmente se mostrava aflita quando fragmentos de desenhos animados retornavam em sua fala. Isso não é ecolalia? De fato, entre todas as crianças que avaliei no mesmo período, ele foi o caso que mais me interrogou. Considerei necessário ampliar a avaliação e as conversas com a mãe, pois a única certeza que tinha era de que não se tratava de um caso de TEA, ainda que sua fala me chamasse a atenção.

Além de a criança não falar nada além desses fragmentos com uma voz e entonação peculiares e chorar sem motivo aparente, também a posição da mãe chamava a atenção, pois mesmo quando mudanças começaram a aparecer ela as colocava em dúvida.

Em uma sessão, após tirar todas as bolinhas de uma sacola, ele olhou para a mãe e disse: bôo. Como a mãe não reagiu, eu comentei: – Você tá contando pra mamãe que acabaram as bolinhas, F?. A mãe olha pra mim e pergunta: – Será?. Muitas foram as conversas sobre os efeitos do diagnóstico anterior, as tentativas de mostrar que ele corria em minha direção quando chegava e me abraçava, mas a mãe insistia com contraexemplos.

Dei prosseguimento ao atendimento. F., após alguns meses, apresentou mudanças, mas a mãe havia procurado, sem comentar comigo, outro neurologista. Ela relatou que, ao entrar no consultório, F. começou a chorar, ficou nervoso e, novamente, a suspeita de autismo fez presença, ainda que o médico tenha dito que seria preciso vê-lo mais calmo para finalizar o diagnóstico. Ela dizia ter certeza de que seu filho não era autista, mas tinha medo de estar enganada, talvez ele precisasse ser atendido todos os dias, como falou a psicóloga. Novas conversas, coloco em pauta a possibilidade de suspender o tratamento, achei que a confiança em meu trabalho estava em jogo e sem isso seria difícil continuar. A mãe prosseguiu comigo, desculpou-se, reconhecia a mudança, e F. permaneceu comigo durante 6 ou 7 meses, quando teve alta. Tudo parecia tranquilo, e a mãe, apaziguada.

Meses depois, ela me procura. F. precisava fazer um tratamento dentário, mas as birras eram intensas, o choro incontornável. A mãe estava em busca de uma dentista que atendesse "crianças especiais". Marcamos um encontro e fiquei espantada, como o fantasma do autismo persistia. F. falava, estava finalmente adaptado à escola, tinha amigos, mas se recusava a usar o *skype* para falar com a avó que morava fora e depois... o dentista. A interrogação que persistia: será que não tem mesmo nada errado? F. não é um autista, é um menino alegre que, como tantos outros, tem pavor de dentista, faz escândalo para tirar sangue e tomar vacina, mas é capitão do time de futebol e tem muitos amigos.

O que importa destacar no caso de F. é que um diagnóstico é ato que tem consequências. Ainda que seja necessário interrogar o quanto essa história diz da posição da mãe, ele não é um caso isolado. Nomear um transtorno, uma síndrome, requer cuidado, pois é difícil uma família apagar as marcas deixadas por um diagnóstico. Mesmo quando é ainda uma suspeita, é necessário aguardar e sustentar a dúvida, pois nos primeiros anos de vida as crianças podem surpreender.

CONCLUSÃO

Pretendi com este trabalho colocar em discussão a complexidade do diagnóstico de crianças pequenas na clínica de linguagem. Destaquei que, mesmo na presença de fenômenos que levem a pensar em quadros mais graves, como no caso de F., isso não significa que se trate de uma estrutura autística. Considerar a articulação entre constituição subjetiva e estruturação da linguagem faz com que o diagnóstico focalize o modo de enlaçamento particular do sujeito ao campo do outro e não apenas os sintomas. Para tanto, é necessário que o clínico seja instruído por uma teorização que sustente seu fazer e que lhe permita voltar sua escuta para o modo de presença do sujeito na fala. Outros dois aspectos merecem destaque: o primeiro diz respeito ao fato de que o diagnóstico de F. foi efeito do tratamento, e o segundo é que seu caso revela as consequências, as marcas indeléveis de um diagnóstico precipitado na história dessa criança.

REFERÊNCIAS BIBLIOGRÁFICAS

1. Almeida ML, Neves AS. A popularização diagnóstica do autismo: uma falsa epidemia? Psicologia: Ciência e Profissão. 2020;40:1-12.
2. American Psychiatric Association (APA). Manual Diagnóstico e Estatístico de Transtornos Mentais. 5.ed. Porto Alegre: Artes Médicas; 2013.
3. Laurent E. A batalha do autismo: da clínica à política. Rio de Janeiro: Zahar; 2014.

4. Prisco AC. Sobre a complexidade envolvida no diagnóstico precoce de autismo: uma questão de linguagem [dissertação]. São Paulo: Pontifícia Universidade Católica de São Paulo; 2019.
5. Fonseca SC. O afásico na clínica de linguagem. Tese de doutorado. São Paulo: Lael PUC-SP, 2002.
6. Arantes L. Diagnóstico e clínica de linguagem [tese]. São Paulo: Pontifícia Universidade Católica de São Paulo; 2001.
7. Arantes L. Sobre a instância diagnóstica na clínica de linguagem. In: Lier-DeVitto MF, Arantes L (orgs.). Aquisição, patologias e clínica da linguagem. São Paulo: Educ, Fapesp; 2006. p.315-33.
8. Lier-DeVitto MF. Patologias da linguagem: subversão posta em ato. In: Leite N (org.). Corpo e linguagem: gestos e afetos. v.1. Campinas: Mercado das Letras/Faep; 2003. p.233-46.
9. De Lemos CTG. Los procesos metafóricos y metonímicos como mecanismos de cambio. Substratum. 1992;1(1):121-35.
10. De Lemos CTG. Das vicissitudes da fala da criança e sua investigação. Cadernos de Estudos Linguísticos. 2002;42:41-70.
11. Saussure F. Curso de linguística geral. Tradução de Antônio Chelini, José Paulo Paes, Izidoro Blikstein. São Paulo: Cultrix; 1969.
12. Jakobson R. Dois aspectos da linguagem e dois tipos de afasia. In: Linguística e comunicação. São Paulo: Cultrix; 1975. p.34-62.
13. Andrade L. Ouvir e escutar na constituição na clínica de linguagem. Tese de doutorado. PUC-SP. Inédita.
14. Lier-DeVitto MF, Emendabili M. Uma posição sobre a escuta na clínica de linguagem. Linguística. 2015;31(2):73-82.
15. Arantes L. A clínica psicanalítica e a fonoaudiológica com crianças que não falam. Rev Distúrbios da Comunicação. 2003;15(1):59-69.
16. Arantes L, Andrade L, Lier-DeVitto MF. A clínica de linguagem com crianças que não falam. In: Pavone S, Rafaelli Y (orgs.). Audição, voz e linguagem: a clínica e o sujeito. São Paulo: Cortez; 2005.
17. Vorcaro A. A clínica psicanalítica e a fonoaudiológica com crianças que não falam. Rev Distúrbios da Comunicação. 2003;15(2):265-87.

20

De olho na primeira infância

Fábio Ejzenbaum

O desenvolvimento da visão em seres humanos se baseia na interação de dois fatores importantes: fatores inatos ou genéticos e as influências do meio ambiente. O primeiro elemento é relevante para a formação normal do globo ocular, bem como para suas conexões e a formação do córtex cerebral visual; já o meio ambiente é preponderante para permitir que estímulos visuais eficazes sejam captados pelos olhos.

Há muito se fala, em pediatria, sobre a importância dos primeiros mil dias, os primeiros 3 anos de vida, quando a visão de uma criança passa por um desenvolvimento fascinante e complexo, fundamental para seu crescimento e aprendizado.[1]

O desenvolvimento visual e a aquisição de fala e linguagem estão intimamente conectados, e a interação entre esses aspectos é crucial para o desenvolvimento cognitivo e comunicativo infantil. Compreender a evolução típica desses aspectos, bem como reconhecer sinais que podem indicar riscos para o desenvolvimento visual e de linguagem, é fundamental para garantir um crescimento saudável e o suporte adequado às crianças. Estudos relacionados aos movimentos oculares comparando crianças em fase de aprendizado observaram que as menores podem adaptar seu olhar para procurar informações visuais dos parceiros sociais para apoiar a compreensão da linguagem em tempo real.[2]

O desenvolvimento pré-natal ocular e o cerebral ocorrem prematuramente; por volta da sexta semana de gestação as principais estruturas oculares estão bem desenvolvidas. Ao nascimento o diâmetro anteroposterior do globo corresponde a 70% do tamanho do adulto (17 mm), porém o volume é 50% menor que o do olho adulto. Os tecidos periorbitários já estão bem diferenciados, embora a posição dos músculos extraoculares em relação ao equador do olho mude muito no primeiro ano.

Ao nascer, a visão de um bebê é bastante limitada. Os recém-nascidos enxergam apenas a distâncias curtas, vendo, por exemplo, o rosto da mãe durante a amamentação. Os movimentos oculares ainda são imaturos e é normal notar estrabismo de ângulo variável, com momentos de alinhamento ocular.

Nos 3 primeiros meses de vida, a interação entre visão e linguagem é crucial para o desenvolvimento inicial do bebê. Durante esse período o recém-nascido faz suas primeiras conexões entre o que vê e o que ouve, embora a audição esteja muito mais desenvolvida. A audição é o principal sentido para a interação com o mundo, já que a acuidade visual ainda é bastante limitada. Visão e audição começam a trabalhar em conjunto quando o bebê reage a sons, como a voz dos pais. Esses sons podem capturar a atenção do bebê e incentivá-lo a direcionar o olhar em direção à fonte.

Os primeiros meses de vida constituem o período mais suscetível às alterações do sistema visual, que podem levar a danos importantes no desenvolvimento da acuidade visual normal. Qualquer obstáculo que impeça a retina de receber estímulo visual satisfatório ocasiona danos nas conexões entre as células ganglionares e o cérebro, que, caso não sejam prontamente restabelecidas, podem causar dano permanente à acuidade visual.

Em meados dos anos 1960, Wiesel e Hubel foram os primeiros, utilizando testes eletrofisiológicos, a achar respostas corticais anômalas em modelos de gatos com as pálpebras suturadas nos primeiros dias de vida, e provaram que a estimulação visual eficaz é necessária para a preservação e o refinamento da acuidade visual; quanto maior o período de privação, pior seria o desenrolar da maturação visual.[3]

No fim da década de 1970, Le Vay et al. desenvolveram uma técnica para marcar as projeções corticais empregando a [^{3}H] prolina, pelo método de autorradiografias em macacos.[4,5] Dessa maneira foi possível localizar os efeitos da privação visual precoce no córtex visual desses animais. Descobriu-se que as fibras geniculocorticais, que servem cada olho distintamente, sofrem durante o período intrauterino um processo de segregação no córtex, que se completa em colunas de dominância cerebral após o nascimento (Figura 1).

Essas colunas necessitam de estímulo visual satisfatório, que é convertido em sinal elétrico para atingir o desenvolvimento eficaz. Em macacos normais, as colunas têm tamanho e largura semelhantes, mas em macacos que têm uma das pálpebras suturada precocemente existe um encolhimento da coluna referente ao olho privado e aumento da coluna do olho sem supressão, revelando

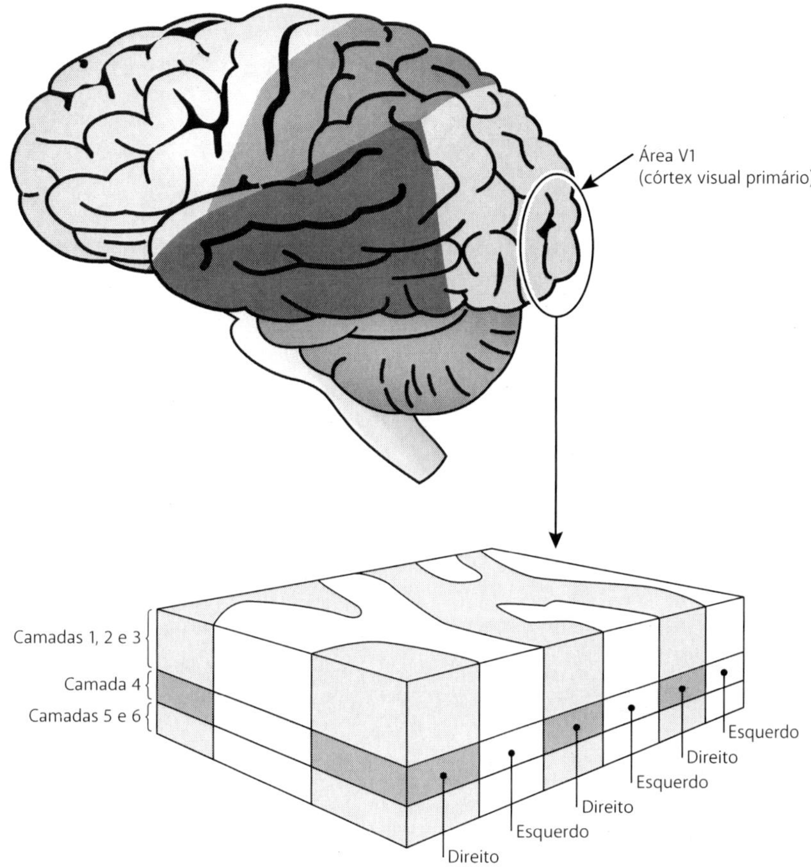

FIGURA 1 Desenho esquemático das colunas de dominância cerebral do córtex visual.

assim que a experiência visual inadequada nos primeiros meses de vida leva a alterações no desenvolvimento normal do córtex cerebral.[6,7]

Dessa forma, conclui-se que há um período crítico em que é necessária a estimulação visual eficaz e que, em modelos experimentais de gatos e macacos, esse período se encontra aproximadamente por volta da sexta semana até o terceiro mês de vida.[4] Durante esse período é necessário estímulo visual eficaz para a melhora gradativa da visão durante o processo de desenvolvimento.

O sistema visual do recém-nascido é muito imaturo se comparado ao do adulto; a acuidade visual é pobre e tem melhora significativa durante os primeiros 6 meses de vida.[8] O processo de desenvolvimento da visão é longo e lento, acompanhado de mudanças anatômicas e fisiológicas. Com início ao nascimento, atinge um pico entre 1 e 3 anos de idade, até aproximadamente o quinto ano de vida.

Um dos principais fatores da baixa acuidade visual nos neonatos é a imaturidade da retina; diferentemente da fóvea dos adultos, em que os cones são densamente distribuídos, com segmentos externos bem alinhados com os segmentos internos, e finos, os cones dos recém-nascidos são curtos, grossos e esparsamente distribuídos. Seus segmentos externos têm diâmetro pequeno e não se alinham bem com os segmentos internos. Assim, os cones de recém-nascidos são aproximadamente 350 vezes menos eficientes em captar a luz dos que os da fóvea adulta.[9]

A rápida melhora da visão nos primeiros 6 meses de vida se deve, além do estímulo visual satisfatório, ao desenvolvimento dos cones foveais, que permitem a discriminação de detalhes menores, levando a melhor estimulação cortical. Acredita-se que a estimulação visual seja necessária para o refinamento da visão durante os primeiros 5 a 7 anos do desenvolvimento, sendo necessária para consolidar ou manter as conexões sinápticas, pois somente após os 10 anos as conexões para o desenvolvimento da acuidade visual estarão estabelecidas.[10]

Ao nascer, a criança é muito sensível à luz, e a visão predominante é periférica. Em poucas semanas a retina vai se desenvolvendo e as pupilas aumentam de tamanho, permitindo entrada maior de luz. Por volta do primeiro mês de vida é possível focar de maneira rudimentar objetos próximos.

Outro aspecto importante é que nos primeiros meses o reflexo supranuclear de fixação ainda não está desenvolvido; é comum as crianças parecerem estrábicas, com desvios muito variáveis, que devem ser diferenciados de estrabismos verdadeiros; geralmente o bebê apresenta desvio grande e constante em uma posição, e esses casos devem ser prontamente encaminhados ao oftalmologista. Posteriormente o avanço da acuidade visual está intimamente relacionado à motora.

Entre os 3 e os 4 meses de vida os reflexos supranucleares de fixação, seguimento e sacádico estão mais maduros, permitindo que os olhos se movam conjuntamente e possam seguir objetos. Nessa fase se nota que a criança segue o adulto com os olhos e observa as mãos em frente ao rosto. Por volta dos 3 meses o bebê começa a se engajar em comportamentos de atenção conjunta, como olhar para um objeto e em seguida olhar para o rosto de um cuidador para buscar uma reação. Esse comportamento é fundamental para o desenvolvimento da linguagem, pois ajuda o bebê a aprender que palavras e objetos estão relacionados.

Aos 5 e 6 meses de vida o reflexo de fusão está mais avançado (olhar com os dois olhos ao mesmo tempo, estimulando igualmente as duas fóveas), decorrente do alinhamento ocular normal, o que possibilita o início do desenvolvimento da estereopsia (visão binocular). Essa habilidade é crucial para atividades como engatinhar e explorar o ambiente de maneira mais coordenada. Nessa fase temos também a visão de cores já bem desenvolvida. Com o desenvolvimento da visão, a criança se torna capaz de perceber detalhes mais sutis e de focar objetos a distâncias maiores. Além disso, a coordenação olho-mão melhora, o que permite que os bebês comecem a alcançar e pegar objetos com maior precisão.

Por volta dos 9 meses a noção de distância está bem estabelecida, inclusive permitindo desenvolvimento motor mais eficaz (pegar objetos com a mão entre o indicador e o polegar, engatinhar etc.), e a visão de cores é muito semelhante à do adulto.[11]

Depois dessa faixa, notam-se habilidades como construir pequenas torres e observar livros com figuras (18 meses), notar parentes nas fotos e desenhar linhas (2 anos). A percepção espacial e a habilidade de entender a relação entre diferentes objetos no espaço e ao redor também se tornam mais sofisticadas.

A visão e a linguagem estão profundamente interconectadas. Problemas de desenvolvimento visual podem impactar a capacidade da criança de aprender novas palavras e compreender a linguagem, já que muitos aspectos da comunicação são baseados na percepção visual, como reconhecer objetos e associá-los a palavras. Da mesma forma, atrasos na aquisição da linguagem podem afetar a maneira como a criança usa e desenvolve habilidades visuais, já que a comunicação muitas vezes requer a integração de informações visuais e verbais. Estudos mostraram que crianças com desenvolvimento neurológico normal, mas com alterações oculares precoces, tiveram piores resultados no desenvolvimento da linguagem. Observou-se também resposta melhor na recepção do que na emissão das mensagens, o que reforça que a criança precisa entender bem a mensagem antes de reproduzi-la.[12]

Pode-se medir a acuidade visual durante os primeiros anos de vida (principalmente nas crianças pré-verbais) com métodos psicofísicos (cartões de Teller)[13] ou pela acuidade visual de resolução de grades (análise do potencial visual evocado de varredura).[14] Em ambos os métodos se observa melhora significativa da acuidade entre o primeiro e o sexto mês de vida (duas oitavas), com gráfico de crescimento significativo até os 2 anos. Depois dessa faixa observa-se um platô até os 36 meses (Figura 2).

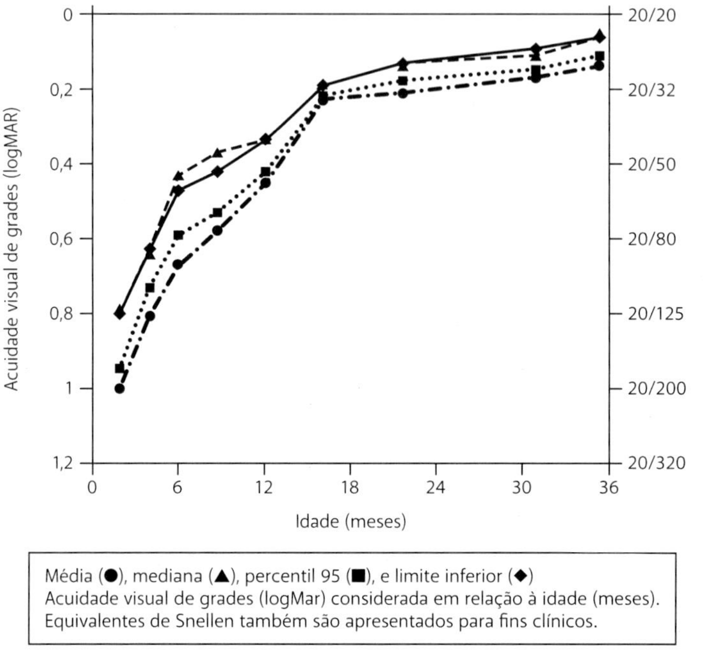

FIGURA 2 Mensuração da acuidade visual de resolução de grades até os 36 meses de vida.

Fonte: Salomão et al.[11]

Quando existe interrupção do desenvolvimento visual utiliza-se o termo ambliopia, que literalmente tem como tradução "olho enfraquecido", pois sua origem deriva das palavras gregas *amblys* (enfraquecido) *e ops* (olho). A ambliopia pode ser definida como a interrupção do desenvolvimento normal da acuidade visual, seja pela carência de estímulos, seja pela presença de estímulo inadequado ou insuficiente, que atua em um período crítico do desenvolvimento.[15] A incidência da ambliopia na população é de 2 a 3%.[16] No Brasil, a incidência varia de 1 a 7%.[17-19]

A ambliopia pode ser classificada, segundo sua etiologia, do seguinte modo:[20]

- Ambliopia estrabísmica: o estrabismo está ligado a forte dominância de um dos olhos.

- Ambliopia anisometrópica: existe muita diferença do erro refrativo (grau de óculos), resultando na supressão do olho dominado.
- Ambliopia ametrópica: o erro refrativo em ambos os olhos é muito alto.
- Ambliopia privacional: privação de estímulos visuais quando a retina de um ou de ambos os olhos não pode ser estimulada devido à opacidade de meios, como a catarata congênita.

REFERÊNCIAS BIBLIOGRÁFICAS

1. Draper CE, Klingberg S, Wrottesley SV, et al. Interventions to promote development in the next 1000 days: a mapping review. Child Care Health Dev. 2023;49(4):617-29.
2. MacDonald K, Marchman VA, Fernald A, Frank MC. Children flexibly seek visual information to support signed and spoken language comprehension. J Exp Psychol Gen. 2020;149(6):1078-96.
3. Wiesel TN, Hubel DH. Comparison of the effects of unilateral and bilateral eye closure on cortical unit responses in kittens. J Neurophisyol. 1965;28:1029-40.
4. Le Vay S, Stryker MP, Shatz CJ. Ocular dominance columns and their development in layer IV of the cat's visual cortex: a quantitative study. J Comp Neurol. 1978;179:223-44.
5. Le Vay S, Wiesel TN, Hubel DH. The development of ocular dominance columns in normal and visually deprived monkeys. J Comp Neurol. 1980;191:1-51.
6. Horton JC, Hocking DR. Timing of the critical period for plasticity of ocular dominance columns in macaque striate cortex. J Neurosci. 1997;17(10):3684-709.
7. Horton JC, Stryker MP. Amblyopia induced by anisometropia without shrinkage of ocular dominance columns in human striate cortex. Proc Natl Acad Sci. 1993;90:5494-8.
8. Maurer D, Lewis T. Visual acuity: the role of visual input in inducing postnatal change. Cl Neurosc Res. 2001;1:239-47.
9. Banks MS, Bennett PJ. Optical and phothoreceptor immaturities limit the spatial and chromatic vision of human neonates. J Opt Soc Am A. 1988;5:2059-79.
10. Maurer D, Lewis T, Brent H, Levin A. Rapid improvement in the acuity of infants after visual input. Science. 1999;286:108-10.
11. Baby's vision development: what to expect the first year. Disponível em: https://www.aao.org/eye-health/tips-prevention/baby-vision-development-first-year. Acesso em: jan. 2019.
12. Sacramento JS. Desenvolvimento da linguagem oral em crianças com baixa visão de dois a cinco anos [dissertação]. Belo Horizonte: UFMG; 2011. Disponível em: https://www.lareferencia.info/vufind/Record/BR_f4ed3d36e1f41295102b5b8f8022dacb. Acesso em: 11 mar. 2025.
13. Salomão SR, Ventura DF. Large sample population age norms for visual acuities obtained with Vistech-Teller acuity cards. Invest Ophthalmol Vis Sci. 1995;36(3):657-70.

14. Salomão SR, Ejzenbaum F, Berezovsky A, et al. Age norms for monocular grating acuity measured by sweep-VEP in the first three years of age. Arq Bras Oftalmol. 2008;71(4):475-9.
15. Prieto-Diaz J, Souza-Dias CR. Estrabismo. 3.ed. La Plata, 1996.
16. Vinding T, Gregersen E, Jensen A, Rindziunski E. Prevalence of amblyopia in old people without previous screening and treatment: an evaluation of the present prophylactic procedures among children in Denmark. Acta Ophthalmol. 1991;69:796-8.
17. Ávila M, Alves, MR, Nishi, M. Cegueira e deficiência visual na criança. In: Condições da saúde ocular no Brasil. São Paulo: Conselho Brasileiro de Oftalmologia; 2015. Disponível em: http://www.cbo.net.br/novo/publicacoes/Condicoes_saude_ocular_IV.pdf. Acesso em: 11 mar. 2025.
18. Beer SMC, Scarpi MJ, Minello AA. Achados oculares em crianças de zero a seis anos de idade, residentes na cidade de São Caetano do Sul, SP. Arq Bras Oftalmol. 2003;66:839-45.
19. Albuquerque RC, Alves JGB. Afecções oculares prevalentes em crianças de baixa renda atendidas em um serviço oftalmológico na cidade de Recife-PE, Brasil. Arq Bras Oftalmol. 2003;66:831-4.
20. American Academy of Ophthalmology. Pediatric ophthalmology and strabismus. Hoyt C, Taylor D (ed.). Co, San Francisco: Saunders; 1999.

21

Aquisição de linguagem oral e uso excessivo de telas por crianças pequenas

Luiz Augusto de Paula Souza
Elaine Aguiar de Souza

INTRODUÇÃO

Temos vivido transformações tecnológicas aceleradas desde o final do século XX. Estudos têm mostrado mudanças nas formas de ensino-aprendizagem, nos relacionamentos e nas dinâmicas familiares, que passam a ser diretamente atravessados por dispositivos, aplicativos e plataformas digitais. São *tablets*, celulares e *notebooks* para um sem-número de jogos, aplicativos e redes sociais com atividades para ou usadas também pelas crianças pequenas.

O avanço das tecnologias digitais trouxe uma nova realidade para o cotidiano das crianças pequenas. A interação com telas, por meio das tecnologias digitais, tornou-se uma atividade comum e muitas vezes priorizada em diversas famílias. A presente análise propõe-se a discutir alguns dos aspectos envolvidos com os impactos do uso excessivo de telas na aquisição de linguagem oral por crianças pequenas, considerando aspectos do desenvolvimento psíquico e usos sociais da comunicação verbal.

As crianças, em sua fase inicial de vida, são naturalmente curiosas e exploram intensamente o ambiente ao seu redor. O uso de telas, embora ofereça oportunidades educativas e de entretenimento, também pode gerar agravos à saúde física (obesidade e sedentarismo, por exemplo), mental e ao desenvolvimento infantil.[1]

Segundo a Organização Mundial da Saúde (OMS), o tempo adequado de tela para crianças menores de 5 anos deve ser limitado e monitorado pelos pais ou responsáveis, uma vez que as telas não substituem, tampouco equivalem a atividades presenciais interativas para o desenvolvimento saudável, sejam aquelas advindas do convívio com adultos e outras crianças de mesma idade ou mais experientes, sejam as relacionadas ao brincar.

O IMPACTO EM DIMENSÕES PSÍQUICAS

O uso excessivo de dispositivos de mídia digital tem sido relacionado ao aumento da ansiedade e da depressão entre crianças.[1] A exposição prolongada a conteúdos inadequados ou estímulos excessivos pode gerar alterações de comportamento, dificultando a capacidade da criança de lidar com emoções e situações sociais diversas.

O isolamento social também é um fator a ser considerado, uma vez que interações reais são substituídas por conexões digitais, ampliando, inclusive, os riscos de dependência e de transtornos de humor.

A falta de estímulos sociais presenciais, que promovam, por exemplo, a empatia e a resolução de conflitos, tem potencial para gerar dificuldades emocionais, interferindo no desenvolvimento psíquico infantil. Crianças que passam muito tempo em ambientes virtuais podem não desenvolver habilidades socioafetivas fundamentais, como a leitura de expressões faciais e a comunicação não verbal, essenciais nas interações humanas.

AQUISIÇÃO DA LINGUAGEM ORAL

A linguagem oral é um dos pilares fundamentais do desenvolvimento cognitivo e social das crianças. O uso de telas desempenha papel relevante na forma como essa modalidade de linguagem é adquirida e utilizada.

A qualidade das interações linguísticas, sobretudo no âmbito dialógico, é um dos fatores determinantes à aquisição da linguagem oral. Quando o tempo de tela substitui interações reais com adultos e crianças, a aquisição da linguagem é impactada.

Bebês e crianças pequenas, com alguma frequência, são entretidos com dispositivos de mídia móveis, e com isso são expostos a operações contínuas dos algoritmos, que direcionam o consumo a partir dos hábitos de navegação das crianças e de suas famílias. Em se tratando de crianças pequenas, os algoritmos moldam os hábitos de visualização e instruem explícita e implicitamente o consumo infantil de conteúdos.

Brincadeiras e conversas que envolvem a troca de ideias, questionamentos e narrativas são fundamentais para que a criança desenvolva competências e habilidades linguísticas. O que se observa é que, com a mediação excessiva de telas, as oportunidades de diálogo e de trocas subjetivo-sociais são limitadas, interferindo no processo de aquisição da linguagem pelas crianças.

LINGUAGEM E DESENVOLVIMENTO SOCIAL

Uma das funções sociais da linguagem é a comunicação. Crianças que têm menos contato com conversas e diálogos tendem ou podem tender a inibições sociais e a apresentar dificuldades na produção e compreensão do que é falado. Isso se reflete não apenas no âmbito vocabular e lexical, mas também na estruturação discursiva e na habilidade para argumentar. Por sua vez, crianças que interagem frequentemente com adultos e outras crianças conseguem desenvolver habilidades de linguagem mais consistentes e variadas.

Estudos indicam que a exposição excessiva a conteúdos audiovisuais pode levar à aquisição vocabular e lexical limitada. A linguagem utilizada em muitos aplicativos é menos complexa e ritualizada, e mais padronizada e impessoal, desestimulando a diversidade lexical e discursiva na fala das crianças.

Foi sugerida em pesquisa, por exemplo, uma associação significativa entre o uso de dispositivos de mídia digital móvel e o atraso na fala expressiva. Crianças de 18 meses que usam 30 minutos ou mais por dia dispositivos digitais apresentam risco duas a três vezes maior de atraso na fala expressiva quando comparadas a crianças de mesma faixa etária que não usam tais dispositivos. Essa alteração ocorreria em virtude da menor exposição à estimulação da fala verbal e às interações e brincadeiras com seus cuidadores.[2]

Além disso, as crianças que consomem mais conteúdo mediado digitalmente em detrimento de interações presenciais diretas correm o risco de tornarem-se dependentes de padrões de linguagem menos refinados, o que impacta negativamente suas capacidades de comunicação.

As crianças aprendem mais e melhor participando de interações presenciais e observando os outros. O uso de meios digitais como fonte predominante de estímulos pode contribuir para resultados cognitivos negativos em crianças na idade pré-escolar e escolar. Existem associações negativas entre o uso excessivo das telas, a capacidade de linguagem e o desenvolvimento cognitivo na primeira infância, bem como há associação negativa entre maior tempo de tela e desenvolvimento físico, social, emocional e de memória de trabalho das crianças pequenas.[3] Lembrando, inclusive, que habilidades sociais e físicas das crianças são estimuladas com atividades e brincadeiras ao ar livre.

ASPECTOS DO DESENVOLVIMENTO PSÍQUICO E DA LINGUAGEM

O desenvolvimento psíquico e de linguagem das crianças é um processo complexo que integra diferentes dimensões e nuances do crescimento humano, da constituição do sujeito. A relação que elas (as crianças) estabelecem com o ambiente é crucial para uma formação subjetiva saudável.

A assimilação e a acomodação de informações, aprendizagens, competências e habilidades subjetivas e linguísticas são processos inseparáveis na formação da subjetividade infantil. O uso excessivo de telas interfere na forma como as crianças percebem e compreendem o mundo ao seu redor. A exposição constante a imagens (inclusive à luz azul das telas) e sons pode provocar uma sobrecarga sensorial, resultando em dificuldades na atenção, na concentração e no sono.

Ao lado disso, as interações sociais mediadas por telas podem criar uma pressão externa sobre as crianças. Interações virtuais muitas vezes estão repletas de valores subjacentes, julgamentos e comparações, levando a uma necessidade constante de validação que pode resultar em baixa autoestima e ansiedade. A capacidade da criança de se relacionar com o outro de maneira saudável está diretamente ligada ao desenvolvimento da linguagem e de uma, digamos assim, autoimagem positiva.

USOS SOCIAIS DA LINGUAGEM ORAL

A linguagem oral é uma produção humana central à socialização. Por meio dela, as crianças não apenas constroem relacionamentos, mas também aprendem sobre as relações com o outro, as regras sociais, a empatia e o respeito. O uso excessivo de telas tem poder para dificultar essas construções sociais.

Interações face a face permitem que as crianças recebam *feedback* imediato sobre suas expressões verbais e não verbais. Essa dinâmica ajuda na construção de competências linguísticas e de outras habilidades sociais pelas crianças. Situações como jogo simbólico e dramatização, por exemplo, nos quais as crianças utilizam a linguagem para expressar e comunicar seus sentimentos, são essenciais para seu desenvolvimento linguístico e psíquico.

A saturação de estímulos digitais pode levar ao apagamento dessas experiências. A comunicação verbal efetiva e a habilidade de se inserir em grupos sociais variados dependem da prática constante e do enfrentamento das situações cotidianas e concretas. Ao se distanciarem da interação direta, as crianças podem desenvolver dificuldades em fazer amigos, negociar e resolver conflitos verbalmente.

Em suma, os efeitos do uso precoce e excessivo são multifatoriais, dependem do tipo de mídia, do tipo de uso, da quantidade e da extensão do uso e das características de cada criança. A responsabilidade em moderar o tempo de uso das mídias e outras atividades interacionais das crianças é dos pais ou responsáveis e, de forma complementar, também da escola infantil.

Mesmo que as tecnologias digitais estejam disponíveis em casa, o acesso das crianças pequenas a essas tecnologias precisa ser, às vezes, negado e sempre restringido e monitorado pelos pais, uma vez que o contexto desempenha um papel fundamental no envolvimento das crianças com as tecnologias digitais.

USO ADEQUADO DE DISPOSITIVOS E MÍDIAS DIGITAIS POR CRIANÇAS

Com as preocupações advindas do uso excessivo de telas por crianças, já existem recomendações[4] de instituições científicas e de especialistas sobre o monitoramento do uso de dispositivos e mídias digitais. Vejamos as principais delas:

- Desencorajar a utilização de telas/dispositivos móveis para crianças com menos de 18 meses.
- Evitar o uso por crianças entre os 18 e os 24 meses.
- Entre 2 e 5 anos, uso limitado das telas a 1 hora por dia de programação de alta qualidade, monitorada pelos pais ou responsáveis.
- Interagir e ajudar a criança a utilizar no cotidiano presencial qualquer conhecimento adquirido por meio de tecnologias digitais.
- Evitar o uso das mídias como única forma de acalmar a criança.
- Monitorar o conteúdo de mídia e desinstalar os aplicativos violentos e inapropriados.
- Não usar telas pelo menos 1 hora antes de dormir, e remover os dispositivos do quarto antes de dormir.
- Não permitir mídias de tela durante as refeições em família.
- Não utilizar mídias de tela na hora de brincar, garantindo tempo adequado para atividades físicas e brincadeiras sociais.

Há ainda outras preocupações com a utilização dos dispositivos móveis, mesmo que o uso não seja excessivo. São recomendadas práticas saudáveis, tais como:[5]

- Modelar e incentivar a postura corporal correta no uso das tecnologias digitais.
- Períodos curtos de uso de tecnologia digital sentado.
- Interromper o uso para realizar atividades que envolvam movimentos corporais diversificados.
- Incentivar a higiene do sono, restringindo o uso de tecnologia digital após as 19 horas.
- Reduzir conteúdos violentos consumidos por crianças pequenas a qualquer hora do dia.
- Com os limites de utilização adequados, pode-se bater papo por vídeo com bebês e crianças pequenas, incorporando interações ao vivo.
- Promover o desenvolvimento motor fino da criança com o uso de tecnologias de tela sensível ao toque.

São preocupações relevantes. Crianças com mais tempo de uso de telas e que dormem menos à noite têm maior chance, como já mencionado, de obesidade e de transtornos do sono, mas, além disso, terão habilidades motoras restritas.

Significa dizer: o uso excessivo de telas está associado, portanto, a habilidades motoras limitadas e com possíveis atrasos no desenvolvimento cognitivo, de linguagem e social; com isolamento e falta de interação com o ambiente circunstancial; com estilo de vida sedentário e falta de atividade física.[6] Não menos importante é lembrar que as crianças de grupos sociais estigmatizados e/ou de menor renda (minorias étnicas, famílias vulneráveis e de baixa escolaridade etc.) são as mais suscetíveis aos efeitos nocivos do tempo excessivo de telas.[7]

Por fim, o tempo durante o qual os pais utilizam os dispositivos móveis está também relacionado com o tempo de exposição dos filhos aos mesmos aparelhos e tecnologias. Talvez o exemplo mais eloquente dessa afirmação tenha se dado a partir do confinamento domiciliar durante a pandemia de covid-19. A exposição das crianças às telas aumentou consideravelmente em função do isolamento social, dos longos períodos sem aulas presenciais e da necessidade de muitas famílias de entreter as crianças para conseguirem realizar o trabalho doméstico e/ou as atividades profissionais em *home office*,[8] o que acelerou e intensificou os efeitos nocivos do uso excessivo de telas por crianças, adolescentes e adultos. Não seria exagero supor que, atualmente, tal situação já pode ser considerada um problema de saúde pública.

CONCLUSÕES

É evidente que o uso excessivo de telas por crianças pequenas apresenta riscos significativos tanto para o desenvolvimento psíquico quanto para a aquisição da linguagem oral, como também para a saúde geral. É necessário equilibrar a introdução de tecnologias na vida das crianças com experiências reais, que incentivem a interação e a socialização.

Pais, educadores, profissionais de saúde e cuidadores precisam estar atentos à necessidade de limitar e monitorar o tempo de tela, promovendo atividades que estimulem a comunicação e as relações presenciais com o outro.

Para garantir um desenvolvimento saudável, é indispensável criar ambientes nos quais a linguagem oral se desenvolva de forma integrada à experiência social e psíquica das crianças, permitindo que elas se expressem de modo não mediado artificialmente, o que certamente contribuirá para seu bem-estar e desenvolvimento integral.

REFERÊNCIAS BIBLIOGRÁFICAS

1. Poulain T, Vogel M, Neef M, et al. Reciprocal associations between electronic media use and behavioral difficulties in preschoolers. Int J Environ Res Public Health. 2018;15:814.
2. van den Heuvel M, Ma J, Borkhoff CM, et al. Mobile media device use is associated with expressive language delay in 18-month-old children. J Dev Behav Pediatr. 2019;40(2):99-104.
3. Zubler JM, Wiggins LD, Macias MM, et al. Evidence-informed milestones for developmental surveillance tools. Pediatrics. 2022;149(3):e2021052138.
4. AAP Council on Communications and Media. Media and young minds. Pediatrics. 2016;138(5):e20162591.
5. Mantilla A, Edwards S. Digital technology use by and with young children: a systematic review for the statement on young children and digital technologies. Australasian Journal of Early Childhood. 2019;44(2):182-95.
6. Massaroni V, Delle Donne V, Marra C, et al. A relação entre linguagem e tecnologia: como o tempo de tela afeta o desenvolvimento da linguagem no início da vida – uma revisão sistemática. Ciência do Cérebro. 2024;14:27.
7. Domingues-Montanari S. Clinical and psychological effects of excessive screen time on children. J Paediatr Child Health. 2017;4:333-8.
8. Ali RA, Alma'aytah MMD. Correlates of parental knowledge about smartphone exposure among young children. Pediatrics International. 2022;64(1):e15246.

22

Grupo terapêutico heterogêneo de linguagem

Mariana Trenche de Oliveira

INTRODUÇÃO

Crianças que demoram para falar, falam pouco ou repetem a fala do outro são trazidas à clínica fonoaudiológica por seus pais/responsáveis, que apostam que o clínico é capaz de produzir transformações em sua fala e em sua condição de falante. Entre essas crianças há aquelas que não fazem nenhum jogo simbólico com o outro e, ainda, aquelas que o fazem, mas somente com adultos, apresentando dificuldades em brincar e falar com seus pares.

Diante desses casos, pode-se recomendar, após avaliação de linguagem, atendimento individual e/ou em grupo terapêutico. Neste capítulo, procuro recortar e discutir cenas do atendimento de crianças em um grupo terapêutico heterogêneo de linguagem, para desdobrar a seguinte questão: em que medida o grupo pode produzir efeitos na condição sintomática de fala e de falante de uma criança? Mais especificamente, o que uma criança pode fazer pela outra do ponto de vista da linguagem?

Segundo Corrêa,[1] atendimentos fonoaudiológicos em grupo tiveram início no setor público de São Paulo na década de 1980, como estratégia para atendimento de alta demanda de tratamento em face de um número insuficiente de profissionais para resolvê-la. Os critérios para inclusão de uma criança em atendimento em grupo eram a faixa etária e o quadro clínico. Segundo a autora, o terapeuta ora procurava "estimular" a fala de todas as crianças a partir das dificuldades de uma criança específica, ora solicitar exercícios individualmente, alternando sua atenção individual entre as crianças.

A modalidade de trabalho acima descrita foi chamada, equivocadamente, de atendimento em grupo, mas na realidade não passava de atendimento individual agrupado. A cena clínica era movimentada pela relação paciente-terapeuta, como nos atendimentos individuais.

Além disso, concebia-se que o tratamento de linguagem envolvia ensino e correção da fala. Esse modelo de clínica adaptativa, ainda vigente, naturaliza a linguagem, tomando-a como equivalente à oralização, a um comportamento a ser ensinado e corrigido por meio de métodos de aprendizagem. Nesse caso, o fonoaudiólogo não pode escutar o particular de uma fala e nem mesmo aquilo que, nela, produz efeitos de estranhamento na escuta do outro. Preso em um ideal de "correção ortopédica" do sintoma na fala e da orientação normativa de pais, o terapeuta ao invés de fazer o paciente falar,[2] pode não deixá-lo falar, no afã de ensinar e corrigir.

Adota-se aqui a perspectiva de que mudanças na fala não são determinadas por mudanças de comportamento. Mudanças na fala são consequentes às transformações na escuta da criança para a fala do outro e para a própria.

IMPASSES NA AQUISIÇÃO E A CHEGADA DA CRIANÇA À CLÍNICA DE LINGUAGEM

Conforme indica De Lemos,[3] crianças em processo de aquisição de linguagem incorporam fragmentos da fala do outro, e o adulto, falante nativo, (re)incorpora os fragmentos (da fala da criança), inserindo-os em uma cadeia sintática e textual. A autora caracteriza assim a noção de interpretação no processo de aquisição de linguagem: fragmentos indeterminados ganham sentido e categorização ao serem restringidos na cadeia significante da fala do outro. A interpretação realizada pelo outro na aquisição da linguagem sugere um adulto capaz de reconhecer como fala os fragmentos produzidos pela criança e, ao fazer isso, alça a criança à posição de falante, antecipando-a a algo que ela não pode fazer por si só.[4,5]

No entanto, quando fragmentos da fala do outro não retornam à fala da criança ou retornam, mas causam estranhamento e se tornam resistentes à interpretação de falantes de sua língua materna, uma intervenção de natureza clínica torna-se necessária. Lier-De Vitto[6] considerou o sintoma de linguagem uma manifestação que leva o sujeito à clínica porque envolve sofrimento.

Como afirma a autora, a fala sintomática porta uma marca que isola o (não) falante dos outros e impede a esperada identificação entre falantes de uma mesma língua.[7] Além disso, a fala sintomática produz também efeitos na escuta do ouvinte, que pode estranhar essa fala e não reconhecê-la. Por fim, há também os efeitos da escuta para a própria fala, que potencializam o sofrimento em função da "fratura na ilusão de semelhante".[8]

Falas sintomáticas, como diz Lier-De Vitto,[9] impõem um "mal-estar relativo à própria fala", isto é, um mal-estar de um falante em sua língua materna, no outro e na interação, afetando o diálogo e aprofundando a dissimetria interacional entre falantes.

A chegada da criança à clínica indica que "as interpretações cotidianas"[8] não estão mais operando, o que impõe como necessidade uma interpretação de natureza clínica. Assim, uma condição especial de "interação" poderá ser instituída, na clínica, pela presença de um sujeito (e/ou de seus responsáveis) que sofre(m) por efeito da escuta de desarranjos em sua fala.

Uma clínica atenta à "qualidade específica" do sintoma de linguagem opera visando não somente que a criança emita fala, mas que ela seja capaz de dialogar com o outro – escutando-o e escutando-se ao dizer.

Essa proposta de trabalho, denominada Clínica de Linguagem,* nasceu de problematizações de um grupo de clínicos e/ou pesquisadores sobre as falas sintomáticas e do desejo de fazê-las passar por mudança sem lançar mão de técnicas fonoaudiológicas tradicionais.

Filiada ao interacionismo brasileiro (De Lemos) e à psicanálise, essa abordagem procurou distanciar-se da lógica médica causalista, bem como das práticas terapêuticas ortopédicas (aquelas que visam ensinar a linguagem à criança), seguindo um novo caminho de intervenção no campo das patologias de linguagem. Ao tomar a linguagem como funcionamento regido por leis próprias,[10,11] a Clínica de Linguagem aposta em um trabalho interpretativo de natureza linguística, capaz de afetar o sujeito em suas posições de falante e de ouvinte.

Com base em uma avaliação de linguagem capaz de circunscrever a posição da criança em relação à fala do outro, à língua e à própria fala, traça-se um projeto terapêutico singular, que visa, por meio de intervenções de natureza linguística, afetar a fala/escuta da criança e promover mudanças em sua condição de falante.

Nessa clínica, a interpretação não é qualquer, pois é decorrente da existência do sintoma, ou seja, da ausência de fala ou de uma fala que não pode mais passar pela fala do outro.[5,12-14] A interpretação de natureza clínica deve, portanto, ser capaz de promover mudanças, a partir de uma incidência na

---

* Proposta conforme formulada no Projeto Aquisição, Patologias e Clínica de Linguagem, coordenado pelas Professoras Maria Francisca Lier-De Vitto e Lúcia Arantes no CNPq.

fala que possa promover a quebra do "que aprisiona o sujeito em seu sintoma de linguagem", como afirmam Lier-De Vitto e Arantes.[15]

A interpretação é, portanto, o que torna possível a abertura para mudanças na relação do paciente com a língua/fala. Um clínico não deve ignorar, nesse sentido, que ele é convocado a ocupar uma posição diferente da do falante de uma língua; a saber, ele deve ocupar a posição de um intérprete "especializado".[2]

O sintoma na fala, como disse, afeta a interação dialógica entre a criança e o adulto e entre a criança e outras crianças. Ao propor uma intervenção no âmbito dialógico, a Clínica de Linguagem torna-se uma clínica ampliada, que não se restringe aos atendimentos individuais. O atendimento em grupo terapêutico heterogêneo também pode produzir mudanças na fala/condição de falante, na medida em que dirige seu enfoque para a dialogia entre crianças.

O LUGAR DE VIDA E OS GRUPOS TERAPÊUTICOS HETEROGÊNEOS

O Lugar de Vida, fundado em 1990 por Maria Cristina Kupfer, Lia Grillo, Lina Galletti Martins de Oliveira, Marize Gulielmetti e Vivian Lembo, funcionou por 18 anos como um serviço de atendimento terapêutico e educacional. Destinado ao atendimento de crianças com autismo e também com dificuldades com o campo das normas e das leis que frequentavam o Instituto de Psicologia da USP, a instituição acolhia demandas de famílias com poucos recursos financeiros e encaminhamentos da comunidade USP e de equipamentos públicos de saúde e de educação. Passou, então, a se chamar Pré-escola Terapêutica, nome calcado em uma concepção clínico-teórica que propõe o atendimento psicanalítico integrado ao processo educacional da criança.

Em 2007, o Lugar de Vida tornou-se uma instituição privada e passou a ser denominado Centro de Educação Terapêutica. Esse núcleo clínico-educacional tornou-se referência para a formação de pesquisadores, profissionais e estudantes das áreas de saúde mental e educação. Pela experiência conquistada com o atendimento dessas crianças, passou a receber, para diagnóstico diferencial, crianças e, ainda, adolescentes, com diversos problemas de desenvolvimento. Pode incluir, assim, "crianças que enfrentam outros tipos de vicissitudes na infância".[16]

Deve-se dizer que o Lugar de Vida se inspirou em instituições partidárias de movimentos históricos antimanicomiais e de inclusão social como:

- Bonneuil, escola experimental fundada em 1969, na França, por Maud Mannoni.

- Antenne, tendo a instituição como Outro regulador, que realiza a denominada "Prática entre vários", fundada em 1974, na Bélgica, por Antonio di Ciaccia e Virgílio Baio.
- Le Courtil, cujo enfoque é "secretariar" as produções e o saber da criança, fundada na Bélgica por Seynhaeve e Yves Vanderveken.
- Centro de Pesquisa em Psicanálise e Linguagem (CPPL), que trabalha a partir da pluralidade e horizontalidade dos profissionais, fundada em 1981, no Recife, por Ana Elizabeth Cavalcanti e Paulina Rocha.

A educação terapêutica tem como proposta fazer a educação como coadjuvante no tratamento. Considera-se que "educar é transmitir marcas simbólicas que possibilitem à criança usufruir um lugar de enunciação no campo da palavra e da linguagem".[17] Ela compreende "um conjunto de práticas interdisciplinares de tratamento, com especial ênfase nas práticas educacionais, que visa tanto à retomada do desenvolvimento global da criança quanto à retomada da estruturação do sujeito do inconsciente".[16] As crianças que chegam para atendimento são aquelas nas quais se observa ausência dos eixos ordenadores capazes de orientar o trânsito da criança pela rede de linguagem dada pela cultura e pelo desejo do outro, o que pode levar a uma interrupção em sua estruturação psíquica.

O campo institucional se configura como um equipamento discursivo, com dispositivos de trabalho, transmissores de marcas simbólicas e de uma referência à cultura e às leis, que tem função ordenadora para a criança. Procura-se, com isso, construir uma rede de apoio à criança e a sua família e oferecer práticas interdisciplinares de tratamento, entre as quais se incluem o atendimento psicanalítico individual, o atendimento fonoaudiológico individual – orientado pela perspectiva da Clínica de Linguagem – e os grupos terapêuticos heterogêneos, entre outras modalidades de tratamento.**

"O que uma criança pode fazer pela outra?" é uma pergunta que, segundo Kupfer, Voltolini e Pinto,[18] deve ser respondida por qualquer terapeuta que trabalhe com crianças em grupo. Se a relação entre semelhantes comporta especificidades, é preciso responder à pergunta de Tiussi:[19] o que apenas uma criança pode fazer por outra?

Do ponto de vista da psicanálise, Freud[20] afirma que o sentimento coletivo nasce com o ciúme de uma criança em relação a seu irmão, com quem estabelece uma relação de rivalidade. Não podendo eliminá-lo para obter

** Há ainda atendimento aos pais, acompanhamento e apoio escolar, oficinas de música, artes e culinária e intervenções na primeira infância.

exclusividade em relação ao amor parental, acaba por se identificar com o rival naquilo que lhes falta. Lacan[21] localiza no complexo de intrusão a função do semelhante a partir de sua dimensão constitutiva, no que se refere à edificação da imagem corporal.

A experiência com grupos no Lugar de Vida, desde a década de 1990, atestou não somente esse caráter constitutivo como também o caráter terapêutico da diversidade entre as crianças.[22] Os grupos heterogêneos de educação terapêutica funcionam partindo da constatação de que a diversidade e a riqueza dos encontros entre as crianças promovem mudanças subjetivas e auxiliam o desenvolvimento por meio das identificações, das trocas subjetivas e do aprendizado mútuo. Além disso, os grupos auxiliam na interação social, na socialização, na aprendizagem das regras, no significado das atividades coletivas. Com base na experiência clínica acumulada em uma trajetória de 35 anos, o Lugar de Vida atesta que os efeitos subjetivos e de linguagem nos encontros entre os pares auxiliam o desenvolvimento e a inclusão de crianças e adolescentes nas escolas.

GRUPO TERAPÊUTICO HETEROGÊNEO DE LINGUAGEM: O QUE APENAS UMA CRIANÇA PODE FAZER POR OUTRA?

Para fazer avançar uma reflexão sobre os efeitos da função do semelhante no que diz respeito às mudanças na fala e no falante, apresento o Grupo Terapêutico Heterogêneo de Linguagem*** realizado no Lugar de Vida. A heterogeneidade nos grupos tem sido considerada fundamental para os efeitos de inclusão.[23] O grupo foi criado a partir da admissão de crianças em diferentes condições de fala e posições de falantes.

O Grupo Terapêutico Heterogêneo de Linguagem foi coordenado por uma terapeuta de linguagem e uma estagiária da formação em Educação Terapêutica.**** Seis crianças entre 2,5 e 5 anos foram trazidas pelos pais

*** Com base em uma avaliação com o profissional de referência, um projeto terapêutico singular é indicado para cada criança. Ela poderá se beneficiar de diferentes modalidades de tratamento na instituição, como atendimento fonoaudiológico, psicanalítico e/ou pedagógico individualmente, grupo terapêutico, oficina de música ou de artes.

**** O Programa de Formação Teórica e Prática em Educação Terapêutica do Lugar de Vida, voltado a psicólogos, educadores, fonoaudiólogos e terapeutas ocupacionais, estrutura-se no tripé formado pela clínica, pesquisa e transmissão, e pretende formar profissionais na prática da educação terapêutica. O estagiário realiza o acompanhamento dos grupos heterogêneos de educação terapêutica.

com uma queixa comum de atraso no processo de aquisição da linguagem e dificuldades em interagir, brincar e falar com outras crianças.

A dinâmica grupal pode ser analisada sob diferentes ângulos, mas recorto cenas nas quais se observa a relação entre Matheus (5 anos) e Paulo (3 anos) e da qual André (3 anos) participa.

Brevemente, pode-se dizer que Matheus é uma criança que anda incessantemente de um lado para outro, batendo as mãos na perna, enquanto produz um murmúrio ininterrupto ("Hum"). Esse é o único momento no qual se escuta sua voz. Ele fica alheio à presença, ao olhar e à fala do outro. Por vezes parecia ficar interessado em outra criança, apesar da esquiva. Deve-se ressaltar que, nos atendimentos individuais, Matheus nem sequer apresentava fragmentos de falas ou gestos que pudessem ser interpretados como significantes e significativos. Pode-se dizer, sinteticamente, que o atendimento individual na Clínica de Linguagem mirava produzir mudanças na escuta de Matheus para a fala do outro, o que não podia ocorrer sem que intervalos fossem introduzidos em seu murmúrio ininterrupto.

No atendimento em grupo, diante da dificuldade de entrar na sala e permanecer com outras crianças, Matheus parava na antessala e ficava folheando livros. Decidiu-se, por isso, que o atendimento em grupo fosse realizado com a porta aberta, de maneira que as crianças pudessem circular também por onde Matheus estava. Aos poucos Matheus passou a ensaiar entradas e saídas na sala do grupo, e após 2 meses conseguiu entrar e permanecer nela, com as crianças e com a porta fechada.

Paulo, uma criança com atraso no desenvolvimento, é um menino cuja fala é endereçada somente ao outro adulto: é longa e melódica, mas ininteligível. Ou seja, a articulação da fala é insuficiente para produzir consoantes discerníveis. Quando não é atendido pelo adulto, devido à fala de difícil inteligibilidade, resmunga, chora, chupa o dedo, deita ou procura por colo. Sua brincadeira é restrita e empobrecida do ponto de vista simbólico e não tem enredo: ele empurra carrinhos ou brinquedos que giram ou sobem e descem. Quando alguma criança pega um objeto seu, ele olha para o adulto e resmunga. Ou então toma o brinquedo de volta sem sequer olhar ou dizer algo para a outra criança.

Uma brincadeira que se instituiu entre as crianças, ao longo do ano, foi a de acender e apagar a luz. Quando a luz está acesa, André, outra criança, diz "Bom dia!". Quando a luz está apagada, diz: "Boa noite!". Paulo parece não gostar quando a luz está apagada, mostra-se bravo, tornando a acendê-la. Outras crianças se revezam e se divertem brincando de "dia e noite".

Certo dia, Matheus parece insistir na brincadeira de apagar. Observa-se que ele nunca acende a luz. Apaga, bate as mãos na perna e demonstra alegria, fazendo murmúrios. Mas Paulo fica cada vez mais bravo. Vai em direção ao interruptor, acende e diz "Não!" olhando para os adultos, em tom de reclamação. Diante da insistência de Matheus, a coordenadora levanta a hipótese de que ele faz isso para convidar Paulo para a brincadeira, apesar de não falar.

Matheus passa a olhar para Paulo e repete seus gestos: apaga novamente a luz e bate as mãos na perna... eles vão se alternando entre acender e apagar até que Paulo encara Matheus e grita com força para ele. Paulo – mas não só ele – se surpreende com a altura da própria voz, que se amplifica e chega a ecoar em toda a sala. Matheus olha para Paulo e sorri.

Paulo se afasta, Matheus retorna e apaga. André aparece, acende e diz alegremente: "Bom dia!". Na sequência, inesperadamente, escuta-se na voz de Matheus "ô ia". A coordenadora incorpora esses fragmentos de fala, interpreta-os e os redireciona para Paulo, fazendo sua vez e voz e reiterando o ato de fala de colega: "Bom dia, Paulo... O Matheus disse bom dia para você". Matheus torna a apagar a luz e André diz "boa noite" ou "ah não!" e acende. Logo em seguida, Matheus vai ao interruptor, apaga a luz e diz "bôite". Novamente essa fala é incorporada, reconhecida e redirecionada para as crianças pela coordenadora.

Paulo torna a acender a luz e fica "vigiando" o interruptor, até que se distrai. Matheus se levanta, aproxima-se do interruptor, olha para Paulo, dá uma risadinha e apaga a luz. Matheus não bate as mãos nas pernas, mas bate palmas e cantarola "ai aia ên a ô ê". É quando a coordenadora reconhece a melodia e a articula ao gesto e ao relato da mãe de Matheus (que contou que levou o filho no aniversário de Paulo no fim de semana). Então a coordenadora canta "Parabéns a você" em voz alta.

Deve-se dizer que André, Paulo e outras crianças haviam feito aniversário naquele mês e as sessões eram finalizadas com um bolo e o "Parabéns". Além disso, Matheus fora convidado para a festa de aniversário de Paulo, em sua casa, naquele fim de semana. Por essa razão a coordenadora, após cantar "Parabéns", diz para Paulo: "O Matheus está te convidando para cantar Parabéns! Ele está lembrando da sua festa de aniversário. Ele foi na sua festa e parece que gostou muito". Nesse momento Matheus solta um largo sorriso, enquanto bate palmas. Fizemos um bolo de massinha e chamamos Paulo e Matheus para assoprar a vela. Cantamos Parabéns e Matheus ficou muito sorridente.

PARA (AINDA NÃO) CONCLUIR

O recorte realizado acima procura trazer elementos que permitam refletir sobre como uma criança pode afetar a outra do ponto de vista da escuta e da fala. Como foi dito, Matheus era uma criança que não se enlaçava ao outro por meio de jogos simbólicos, não falava com a voz, andava de modo errante e apresentava gestos aparentemente aleatórios e sem sentido.

Matheus, cuja voz só se escuta em um murmúrio ininterrupto, identificou-se com as falas que circulavam na voz de André e as pronunciou, ainda que de modo pouco articulado. Foi somente a partir dessa identificação que a materialidade da fala posta em cena por meio dos fragmentos como "ô ia" e "bôite" pôde ser incorporada pelo adulto e os fragmentos puderam ganhar valor de fala, sendo interpretados como "Bom dia" e "Boa noite".

Para De Lemos,[24] quase diálogos, realizados entre crianças, mostram que suas falas não chegam a fazer texto, mas se espelham, são paralelas. Sem a sustentação gramatical, semântica e textual do enunciado dos adultos, a fala de crianças tende à deriva, como se pode observar no quase diálogo entre crianças ou nos monólogos de berço.[25] Ou seja, para De Lemos,[24] não é qualquer enunciado nem qualquer interlocutor que preenche essa função de sustentação, já que ela só pode ser exercida por um já-falante da língua.

No entanto, deve-se dizer que, para que a língua, subjacente à fala do outro, possa operar como sistema de relações internas,[26] é preciso que, antes, emerjam os efeitos de semelhança entre falas. Efeitos que serão posteriormente apagados pela língua. Assim, os fragmentos de fala "ô ia" e "bôite", incorporados por Matheus da fala de André, tornaram-se um ponto de ancoragem para a interpretação da coordenadora, que pôde fazer texto a partir desses fragmentos ("Bom dia Paulo... O Matheus disse bom dia para você"). Sem a presença dessa reflexão de vozes, a validação de fragmentos como fala pelo adulto se tornaria impossível, pois não haveria materialidade na qual se apoiar.

Além disso, movimentos como apagar a luz e bater as mãos na perna não só ainda não faziam texto[27] como eram enigmáticos. Um primeiro passo para a interpretação foi observar que apagar a luz era um gesto insistente e o segundo foi apostar, a partir disso, que Matheus estava chamando Paulo para brincar. Mas um texto só pode ser anunciado pela coordenadora a partir da transformação do gesto de bater a mão nas pernas para bater palmas, concomitante ao aparecimento da melodia "ai aia ên a ô ê" na voz da criança. Observa-se que, novamente, um material da língua aparece na fala de Matheus. Nos atendimentos individuais, escutar sua voz era raridade.

Foi assim que a coordenadora pôde articular fragmentos cantados, melodia e gesto de palmas ao que escutou do relato da mãe de Matheus. Essa articulação permitiu retomar os movimentos iniciais, aparentemente aleatórios, como a reposição de uma cena vivida pela criança em outro momento e, sobretudo, como elementos pelos quais Matheus parecia poder se reconhecer,[24] por meio da relação com um semelhante.

Nessa intervenção, fundamental foi privilegiar a identificação entre falas e a possibilidade da instauração e reinstauração do brincar entre as crianças. Mudanças substanciais foram notadas em Matheus a partir da intervenção interdisciplinar institucional, sobretudo na escola: notou-se um deslocamento de seu mutismo inicial e, ainda, de sua aparente recusa para escutar e para chamar o outro.

A reflexão sobre o que uma criança pode fazer pela outra do ponto de vista da ausência de fala ou fala sintomática, assim como a função de coordenadores nos grupos, é inicial e deve ganhar um debate mais amplo e maior aprofundamento. Avançar na fundamentação teórico-clínica da função dos grupos terapêuticos heterogêneos de linguagem permanece, por isso, no meu horizonte.

REFERÊNCIAS BIBLIOGRÁFICAS

1. Corrêa MB. Considerações sobre terapia de grupo na clínica fonoaudiológica. In: Lier-De Vitto MF (org). Fonoaudiologia: no sentido da linguagem. São Paulo: Cortez; 1996.
2. Araújo S. Clínica de linguagem: sobre a posição do fonoaudiólogo na relação com a fala sintomática de crianças. In: De Vitto MF, Arantes L (orgs.). Aquisição, patologias e clínica de linguagem. São Paulo: Educ/Fapesp; 2006. p.395-412.
3. De Lemos CTG. Los procesos metafóricos y metonímicos como mecanismos de cambio. Substratum. 1992;1:121-36.
4. Carvalho GMM. Erro de pessoa: levantamento de questões sobre o equívoco em aquisição da linguagem [tese]. Campinas: Instituto de Estudos da Linguagem, Universidade Estadual de Campinas; 1995.
5. Oliveira MT. Ecolalia: quem fala nessa voz? São Paulo: PUCSP (Linguística Aplicada e Estudos da Linguagem – Lael); 2001.
6. Lier-De Vitto MF. Falas sintomáticas: fora de tempo, fora de lugar. Cadernos de Estudos Linguísticos (Unicamp). 2005;47(1-2):143-50.
7. Lier-De Vitto MF, Arantes L, Desinano NB. Sob impacto da heterogeneidade: teorização sobre o erro e o não idêntico. Delta – Documentação de Estudos em Linguística Teórica e Aplicada. 2020;36(3).
8. Lier-De Vitto MF. Patologias da linguagem: sobre as "vicissitudes de falas sintomáticas". In: Lier-De Vitto MF, Arantes LMG (eds.). Aquisição, patologias e clínica de linguagem. São Paulo: Educ/Fapesp; 2006.

9. Lier-De Vitto MF. A escuta para falas de crianças: sobre a relação entre efeitos acessíveis e recortes empíricos. Anais do SILEL. Anais... Uberlândia: Edufu; 2009.
10. Saussure F de [1916]. Curso de linguística geral. 28.ed. São Paulo: Cultrix; 1989.
11. Jakobson R [1954]. Linguística e comunicação. 22.ed São Paulo: Cultrix; 1988.
12. Arantes LMG. Diagnóstico e clínica de linguagem. Tese de doutorado. Lael, PUC-SP; 2001.
13. Santos BS. Interpretação: questão na clínica de linguagem com crianças [dissertação]. São Paulo: PUCSP (Linguística Aplicada e Estudos da Linguagem – Lael); 2021.
14. Spina-De-Carvalho D. Clínica de linguagem: algumas considerações sobre interpretação [dissertação]. São Paulo: PUCSP (Linguística Aplicada e Estudos da Linguagem – Lael); 2003.
15. Lier-De Vitto MF, Arantes LMG. Sobre os efeitos da fala da criança: da heterogeneidade desses efeitos. Letras de Hoje. 1998;33(2):65-72.
16. Kupfer MCM. Introdução. In: Lugar de Vida, vinte anos depois: exercícios de educação terapêutica. São Paulo: Escuta; 2010.
17. Lajonquiere L. A infância, a escola e os adultos. In: Colóquio do Lepsi IP/FE-USP, 5., 2004, São Paulo. Proceedings online... Disponível em: <http://www.proceedings.scielo.br/scielo.php?script=sci_arttext&pid=MSC0000000032004000100003&lng=en&nrm=abn>. Acesso em: 31 mar. 2025.
18. Kupfer MCM, Voltolini R, Pinto FSCN. O que uma criança pode fazer por outra? In: Kupfer MCM, Pinto FSCN (org.). Lugar de Vida, vinte anos depois: exercícios de educação terapêutica. São Paulo: Escuta; 2010.
19. Tiussi C. Função do semelhante como fundamento do trabalho com as crianças em grupos: uma contribuição para os estudos sobre o desenvolvimento psíquico. Tese de doutorado em Psicologia Escolar e do Desenvolvimento Humano. USP; 2018.
20. Freud S [1921]. Psicología de las masas y análisis del yo. In: Obras completas. v.XVIII. Buenos Aires: Amorrortu; 2006.
21. Lacan J [1938]. Os complexos familiares na formação do indivíduo. In: Lacan J. Outros escritos. Rio de Janeiro: Zahar; 2003. p.29-90.
22. Kupfer MCM, Pesaro ME, Merletti CKI, Voltolini R. A escola protagonista: proposta LV para práticas inclusivas e transformadoras. Práticas inclusivas em escolas transformadoras: acolhendo o aluno-sujeito. São Paulo: Escuta; 2017.
23. Kupfer M, Voltolini R. O que uma criança pode fazer por outra quando a heterogeneidade não tem lugar: sobre o efeito de Columbine nas escolas. ETD – Educação Temática Digital [Campinas]. 2023;25(00):e023035. Disponível em: https://periodicos.sbu.unicamp.br/ojs/index.php/etd/article/view/8666504. Acesso em: 11 out. 2024.
24. De Lemos CTG. Língua e discurso na teorização sobre aquisição de linguagem. Letras de Hoje. 1995;30(4). Disponível em: https://revistaseletronicas.pucrs.br/fale/article/view/15682. Acesso em: 14 out. 2024.
25. Lier-De Vitto MF [1994]. Os monólogos da criança: delírios da língua. São Paulo: Educ; 1998.
26. De Lemos CTG. Uma crítica (radical) à noção de desenvolvimento na aquisição de linguagem. In: Lier-De Vitto MF, Arantes L (orgs.). Aquisição, patologias e clínica de linguagem. São Paulo: Educ/Fapesp; 2006. p.21-32.
27. Lemos MTG de [1994]. A língua que me falta: uma análise dos estudos em aquisição de linguagem. Campinas: Mercado de Letras; 2002.

Índice remissivo

A

B

C

D

E